I0837793

Sommario

Contenido del Libro:

INTRODUCCIÓN

Al usar una dieta cetogénica, tu cuerpo se vuelve más quemador de grasa que una maquina subordinada a los carbohidratos. Unas investigaciones han conectado el consumo de medidas aumentadas de carbohidratos con la mejora de algunos problemas, por ejemplo, la diabetes y la obstrucción de insulina.

Normalmente, los carbohidratos son absorbibles efectivamente, de esta manera, también pueden ser retirados efectivamente por el cuerpo. La absorción de carbohidratos comienza directamente desde el momento en que los colocas en tu boca.

Cuando los comienzas a morder, la amilasa (el catalizador que condensa el carbohidrato) en tu saliva empieza a trabajar continuando con la nutrición que contiene carbohidratos.

En el estómago, los carbohidratos son separados adicionalmente. Cuando llegan a los pequeños órganos digestivos, entonces son ingeridos al torrente sanguíneo. Al llegar a la sangre, los carbohidratos generalmente aumentan el nivel de glucosa.

Este aumento en el nivel de glucosa da paso a la rápida llegada de insulina al torrente sanguíneo. Entre mayor sea el aumento de los niveles de glucosa, más es la medida de insulina que es secretada.

La insulina es una hormona que hace que la abundancia de azúcar en el torrente sanguíneo sea expulsada para bajar el nivel de glucosa. La insulina toma la azúcar y los carbohidratos que comes y los almacena ya sea como glucógeno en los tejidos musculares o como grasa en el tejido grasoso para un posterior uso como vitalidad.

No obstante, el cuerpo puede crear lo que es una oposición a la insulina cuando se presenta consistentemente a tan altas medidas de glucosa en el torrente sanguíneo. Esta situación puede sin dudas causar robustez a medida que el cuerpo, en general, almacena cualquier abundancia de la medida de glucosa. En condiciones de prosperidad, por ejemplo, la diabetes e infecciones cardiovasculares pueden asimismo resultar de esta condición.

Las dietas ceto son bajas en carbohidratos y altas en grasa y han sido relacionadas con la disminución y mejora de unas pocas condiciones de bienestar.

Una de las primeras cosas que hace una dieta cetogénica es equilibrar tus niveles de insulina y además restablecer el agotamiento de la leptina. Las medidas disminuidas de insulina en el torrente sanguíneo te permiten sentirte más lleno por un mayor período y adicionalmente tener menos deseo.

Suceden muchas cosas cuando te ejercitas. Parte de estas son útiles para tu bienestar y otras no tanto – como cuando practicas demasiado.

El ejercicio causa estrés. Aunque bien puede ser un estresante decente, de todas maneras puede hacer que tus suprarrenales se anulen. Esta circunstancia aumenta tus niveles de insulina y, de esta manera, disminuye tu capacidad de ponerte más en forma.

Al ejercitarte, tus niveles de insulina suben mientras tu deseo disminuye. Siendo así como debería ser, regularmente esto resulta en una gran disminución de los niveles de glucosa, lo cual te lleva a tener más hambre.

Es esencial observar que incluso un aumento moderado en los niveles de insulina causan una caída crítica de infortunio grasoso o lipólisis.

Un problema que tenemos cuando necesitamos ponernos más delgados es que nos concentramos mucho en los números que aparecen en la báscula. Ignoramos, sin saberlo, lo más importante que es relación músculo-grasa.

Tenemos más de 80 por ciento de nuestros músculos versus grasa que están en células grasosas. Para tener la opción de disponer de este grosor guardado, uno necesitaría consumirlo para la creación de vitalidad.

No obstante, antes de que tu cuerpo pueda comenzar a consumir tus grasas guardadas por vitalidad, deberías estar en una ecualización de grasa peligrosa. Esta es la condición en la cual consumes más grasa de la que estás ingiriendo a través de tu régimen alimenticio.

Cuando tu cuerpo se ha acostumbrado a consumir grasa por vitalidad, ahora podría utilizar tanto la relación músculo-grasa y la grasa de la dieta para la energía. Esta es una de las fuerzas fundamentales de usar una dieta cetogénica para ponerte en forma.

En el caso de que no aumentes el ingreso de grasa en tu dieta sin embargo aumenta la medida de vitalidad que tu cuerpo necesita a través de expandir tu poder de actividad, tu cuerpo obtendrá prácticamente la mayor parte de esa vitalidad de consumir músculo en vez de grasa.

Sin embargo, si tu cuerpo está lleno de carbohidratos, estarás, en mayor parte, consumiendo glucosa para la vitalidad. Esto hace que sea mucho más difícil que tu cuerpo absorba y pierda la relación músculo-grasa.

De todas maneras, es imperativo obtenerlo mientras que el ejercicio te permita ponerte más en forma, es progresivamente crítico tener bien el régimen alimenticio.

Cuando tienes bien la rutina de comida, por utilizar una dieta cetogénica bien planeada, tu cuerpo comenzará a aprovechar sus reservas de grasa para producir su vitalidad. Esto es lo que viablemente te empodera para comenzar a consumir y perder músculo versus grasa.

Cuando tu cuerpo se acostumbre a la dieta cetogénica, comenzarás a sentirte progresivamente entusiasta. Estarás mejor situado para modificar tus menús para comenzar a construir calidad y músculos.

Cuando llegas a este punto en medio de la dieta "cetogénica estándar", podrás ser capaz de cambiar la rutina de comida a una dieta cetogénica "concentrada" o "repetitiva". Estas interpretaciones de la dieta cetogénica permiten un mayor consumo de carbohidratos para empoderarte a tomar parte en más actividades para más.

Dieta Cetogénica Direccionada

La Dieta Cetogénica Dirigida te permite ingerir más carbohidratos alrededor de tu período de actividad. Este régimen alimenticio te permitirá participar en prácticas de mucha fuerza mientras sigues en la cetosis.

El consumo de carbohidratos dentro de esta ventana provee a tus músculos la glucosa esencial para participar con éxito en tus ejercicios. La glucosa adicional típicamente debería ser gastada dentro de esta ventana de alrededor de 30 minutos y no debería influenciar tu digestión general.

La Dieta Cetogénica Direccionada (TKD, por sus siglas en inglés) está dirigida a polluelos o quienes no se ejercitan continuamente. La TKD permite un pequeño aumento en tu uso de carbohidratos. Sin embargo, no te muestra la cetosis y no afecta tu trabajo.

Dieta Cetogénica Recurrente

La Dieta Cetogénica Cíclica es incrementalmente adecuada para competidores de punta y levantadores de pesas. Se utiliza generalmente para los resultados de construir más músculos.

De todas maneras, hay una sólida inclinación para diferentes personas incluyendo algo de la relación músculo-grasa. Esto es porque no es nada desafiante entregarse al usar la Dieta Cetogénica Cíclica (CKD, por sus siglas en inglés).

En esta variación de la dieta cetogénica, el individuo sigue la dieta cetogénica por 5 o 6 días. La persona en cuestión luego se le permite comer mayores cantidades de carbohidratos por 1 o 2 días.

Como alerta, puede tomarle a un aprendiz casi tres semanas volver a la cetosis completamente si el individuo se empeña con el CKD. Requiere una responsabilidad genuino y niveles de ejercicio propulsados para completar un CKD efectivamente.

El punto de la Dieta Cetogénica Cíclica es cambiar la cetosis incidentalmente. Esta ventana ofrece al cuerpo la posibilidad de rellenar la medida de glucógeno en los músculos para empoderarlo para probar el siguiente ciclo de ejercicios extraordinarios.

De esta manera, tiene que haber un agotamiento completo del desarrollo de glucógeno resultante en medio de los ejercicios consiguientes para volver a la cetosis. Una vez de nuevo en la cetosis. La fuerza de tu actividad planeada subsecuentemente decidirá la medida de consumo de carbohidratos aumentada.

Ejercicios de Cardio

Cuando practicas a una tasa excepcional, pasan muchas cosas poco comunes con tu cuerpo.

Cuando participas en actividades cardiovasculares, ayudan a mejorar la productividad de tu corazón y pulmones. Esto asimismo mejora la tasa en la cual tu cuerpo consume vitalidad, y después de un tiempo, esto llevará a la reducción de peso.

Tomar parte en ejercicios cardio causa varios cambios metabólicos que sin duda influencian la digestión de grasa.

Las actividades cardiovasculares aumentan el transporte de oxígeno a través del torrente sanguíneo mejorado. Así, los glóbulos del cuerpo pueden oxidarse adecuadamente y consumir grasa.

Esto adicionalmente tiene el impacto de expandir la cantidad de proteínas oxidantes. Posteriormente, la velocidad a la cual las grasas no saturadas son transportadas a la mitocondria para ser usadas para vitalidad aumenta extraordinariamente.

A medida que funciona el cardio, como afectan los músculos y la grasa a la epinefrina aumenta increíblemente. Esto aumenta la medida de los triglicéridos que son secretados en la sangre y tejidos para ser copiados para vitalidad.

Entrenamiento de Calidad

El preparamiento de calidad mejora tus estados mentales mientras que asimismo ensambla huesos en buen estado. Similarmente causa que construyas un cuerpo en general sólido y en buen estado.

Usar un cetogénico bien estructurado te permitirá salvar tus músculos, sin embargo, al transmitir nuestra preparación de calidad. Los músculos son trabajados con proteína y no con grasa o carbohidratos. Asimismo, dada la forma en que la oxidación de proteínas es menos en una dieta cetogénica, participar en la preparación de calidad no debería ser un problema.

Tienes que provocar a tu cuerpo con cargas substanciales para realmente obtener resultados y estar en mejor forma.

Entrenamiento Intermedio

La preparación intermedia es rotar permanentemente intermedios de ejercicios de alta y baja fuerza. Básicamente es para que tu: vayas rápido, moderado y retoques.

A pesar de sonar muy básico, el entrenamiento intermedio es una de las aproximaciones más dominantes para consumir la relación músculo-grasa rápidamente. Aparte de consumir grasa mientras se hace el entrenamiento intermedio, el "efecto afterburn" motiva tu digestión por un mayor tiempo.

Ejercicio de alta intensidad: Cardio + Fuerza

Los aeróbicos son fundamentalmente la unión de las actividades cardiovasculares con los ejercicios de preparación de calidad. Esta mezcla beneficios de bienestar completos.

Este tipo de práctica junta las actividades cardio tales como correr y un ejercicio de oposición sin permitir un período de descanso entre ellos. La ausencia de descanso en medio de dos eventos hacen que los aeróbicos de alta intensidad sean tan convincentes como un ejercicio de entrenamiento intermedio cardio de alto poder.

Yoga

Las ventajas de las actividades de yoga en verdad vienen de su capacidad de permitirle al cuerpo disminuir las dimensiones de hormonas de presión y además aumentar el efecto de la insulina.

El yoga causa una interrelación con tu cuerpo deliberadamente. Esta asociación puede convertirse en que estés progresivamente consciente de como funciona tu cuerpo y cambiar incluso tus patrones de dieta.

Plan de Dieta Cetogénica – La Mejor Dieta Para Quemar Grasa

Para que el mejor régimen alimenticio expanda la grasa usando la asimilación característica del cuerpo, considera un plan de dieta cetogénica. El sustento tiene el mayor efecto de poner a tierra sobre la edad de las hormonas vitales, las cuales controlan la digestión y empoderan la organización para devorar grasa de forma imperativa y mantener masa, con poca necesidad de ejercicios excesivos.

¿Qué es un plan de dieta cetogénica?

Es una rutina de alimentación que causa que el cuerpo entre en un estado de cetosis. La cetosis es un estado natural y metabólico sólido en el cual el cuerpo consume su propia grasa almacenada (cetonas de transmisión), y opuesto a usar glucosa (las azúcares de los almidones encontradas en la Dieta Americana Estándar - SAD).

Metabólicamente, las comidas cetogénicas son excepcionalmente poco usuales. El gran beneficio es que estas comidas son igualmente deliciosas, naturales comidas integrales que son increíblemente sólidas para ti.

Entonces ¿qué comidas están energizadas?

Las comidas con mejor sabor y más satisfactorias son parte de este plan, incluyendo las carnes magras como la hamburguesa y el pollo, los manantiales en buen estado de proteínas y asombrosas grasas como huevo, margarina, aceite de oliva, aceite de coco y aguacate. Adicionalmente, vegetales verdes deliciosos como coles, acelga y espinaca, al igual que vegetales crucíferos como brócoli, repollo y coliflor.

Estas comidas se pueden juntar con semillas, nueces, cultivos y una gran variedad de otras comidas impresionantes que lleven a increíbles ventajas médicas que le den a tu cuerpo la proteína, grasas saludables y suplementos que necesita mientras ofrece cenas que impulsen la digestión para cocinar simplemente en casa o en un apuro.

¿Qué comidas deben estar restringidas?

En un plan de dieta cetogénica, las comidas orgánicas mantienen alejadas aquellas altas en almidones, azúcares y el tipo incorrecto de grasas. Estas comidas pueden ser venenosas para el cuerpo y crear abundancia de niveles de glucosa que el cuerpo transforma en grasa almacenada. Estas comidas aumentan la dimensión de insulina y glucosa en el cuerpo y evitarán la desgracia de la grasa sin importar si pones gran vitalidad al ejercicio. Para mantenerte alejado de estas comidas, limita tu ingesta de granos, comidas preparadas, aceites vegetales (canola, maíz, soya y así sucesivamente.), leche, margarina y otras comidas altas en almidones y azúcares.

¿No son malas las grasas para ti?

Se nos ha dicho por mucho tiempo que las calorías de las grasas tienen que ser disminuidas para avigorar la pérdida de peso, sin embargo, este es un gran exceso de progreso (aún mantenido por intereses del gobierno y mantenimiento mecánico) que nunca es cuidadoso referente a nuestra apreciación de punta del mantenimiento humano. Ciertas grasas son malas para ti (aquellas grasas no saturadas altas en omega-6) porque tu cuerpo encuentra problemas genuinos al ocuparse de ellas. Varias grasas, particularmente los triglicéridos de cadena media (MCTs), son increíblemente útiles para la reducción de peso, sinapsis de edad y suplementos. Estas grasas inmersas de buen estado deben ser expandidas para darle a tu cuerpo la vitalidad que necesita mientras se está en la cetosis al limitar las grasas trans encontradas en muchas comidas preparadas.

¿Cuáles son los beneficios de un plan de dieta cetogénica?

- Quema la Grasa Almacenada – Al evacuar las medidas aumentadas de almidones en tu régimen alimenticio que producen glucosa (azúcar), un plan de dieta cetogénica impulsa tu cuerpo a devorar la grasa almacenada al cambiar esta grasa en grasas no saturadas y cuerpos cetona en el hígado. Estos cuerpos cetona anulan la actividad de la glucosa que estaba siendo surtida usando almidones en el régimen alimenticio. Esto lleva a una rápida disminución de la proporción de grasa almacenada en el cuerpo.

- Retiene Masa Muscular – Al usar las grasas correctas en tu régimen alimenticio, un plan de dieta cetogénica le da a tu cuerpo lo imperativo que necesita para convertir los almacenamientos de grasa existentes en azúcares aprovechables y cetonas (a través de la glucogénesis), el cual es una fuente de vitalidad para el cerebro, músculos y el corazón. Esto tiene la ventaja adicional de asegurar masa debido a la gran grasa en el régimen alimenticio da al cuerpo lo imperativo que necesita sin explotar la proteína del músculo para hacer más azúcar. Esto reúne lo mejor de ambos universos - ¡gastar grasa mientras se mantiene la masa!

- **Elimina el Exceso de Grasa** – Incluso mejor, si tu cuerpo hace tal incontable cantidad de cuerpos de cetona al transformar la grasa existente, simplemente se deshacerá de esas cetonas como desecho, ¡lo que significa que tendrás un nivel de orina fundamental de músculos no deseados versus grasa!

- **Reduce el Apetito** – Por último, al coordinar las asombrosas hormonas metabólicas en tu cuerpo, un plan de dieta cetogénica reducirá tu deseo. Al cortar el obstáculo de insulina en tu cuerpo y extender las cetonas, te sentirás menos hambriento en esta dieta, lo cual es una posición increíblemente favorable sobre las dietas de reducción de peso de bajas calorías y ricas en azúcar que acompañan el deseo de esperar para anhelar.

¡Empieza a consumir grasa hoy sin ningún otro ejercicio! Asume responsabilidad de tu digestión naturalmente al aceptar tu plan de dieta cetogénica. Tu cuerpo fue planeado para este estilo de mantenimiento. Tu estado metabólico puede mejorar al comer las comidas (deliciosas) con las que nuestros progenitores innatos florecieron, y esto excluye las alimentaciones ricas en almidones y cargadas de azúcares y grasas fatales. Incorpora una dieta rica y satisfactoria en alimentaciones plenas desde los eventos del paleolítico, incluyendo carnes delgadas, vegetales, nueces y semillas y grasas saludables que tu cuerpo te agradecerá.

3 Increíbles Consejos Sobre Como Perder Peso Rápido con el Ejercicio

Aparte de adelgazar, el ejercicio es otra aproximación para ponerse más en forma. La gran mayoría no tiene la menor idea de cómo perder libras rápidamente con el ejercicio ya que se aproximan de la manera equivocada. La alimentación está atada con dar vitalidad a nuestros cuerpos para sus diferentes capacidades. El ejercicio trata sobre el gasto de vitalidad. Por lo tanto, entre más progresivos y vigorosos sean los ejercicios, más gasto de vitalidad hará el cuerpo. Para garantizar que tus actividades tengan los beneficios de pérdida de peso más significativos para ti, sigue los tips que elaboré debajo.

Tip Uno

Tu perseverancia de ejercicios dependerá de la cantidad de glucógeno en tus músculos poderosos precedentes a que comiences tus actividades. El glucógeno, un tipo de glucosa, es el tipo primario de capacidad para la vitalidad del cuerpo. Para que el cuerpo consuma más grasas y subsecuentemente pierda más peso, tienes la oportunidad de alejarte de la ingesta de almidones antes de tus actividades. Esto llevará al cuerpo a ir a sus reservas por grasa para la vitalidad en vez de los carbohidratos.

Tip Dos

Garantiza que tomes una cantidad adecuada de mejoras de nutrientes del complejo B para garantizar que no experimentes efectos de enfermedad por falta de estos nutrientes. Niacina, Vitamina B1, y B2 son por lo general fundamentales para el metabolismo apropiado de las grasas del cuerpo. Cuando necesitas que tu cuerpo consuma esas grasas no deseadas correctamente, en ese punto asegúrate de que tienes suficientes de estos nutrientes en tu dieta diaria.

Tip Tres

Para que cualquier actividad sea provechosa para ayudarte a adelgazar, tiene que ser por un período adecuado. No puedes ponerte en forma solamente ejercitándote 5 minutos al día. La base dice que el período para cualquier rutina de actividad es de alrededor de 45 a 60 minutos. Asimismo, asegúrate de beber la cantidad adecuada de agua antes de tal programación de práctica intensiva. Algo más, el volumen de sangre bajará, y esto en la pobre transmisión de oxígeno y suplementos que básicamente necesitas consumir de esas grasas no deseadas.

Tip Cuatro

En conclusión, no menos importante, para que cualquier actividad sea ponderosa, la medida de vitalidad gastada tiene que ser más que el estándar de energía adquirida a través del uso de comidas. Por lo tanto, haz que las comidas que gastas sean bajas en estima de vitalidad en vez de una estima de alta vitalidad. Sigue estas cuatro pistas, y descubrirás que comenzarás a ponerte en forma increíblemente rápido mientras te abstienes de la ingesta de comida excesiva y te ejercitas al mismo tiempo.

Instrucciones para Perder Peso Rápido con el Ejercicio

Si quieres tener paseos y milagros, en ese punto, esta es la oportunidad de usarla para tu posición preferida. ¿Te podrías poner en forma dando paseos? La reacción es sí. Dar paseos es placentero, simple y gratis; no sufres o pagas para caminar. Puedes ir al centro comercial, al centro de recreación, por todo el vecindario o cualquier lugar que desees. La reducción de peso y dar paseos van unidos de la cadera como si estuvieran hechos el uno para el otro, es tan directo y simple y cualquiera puede hacerlo. Necesitas lograr algo que puedas apreciar y adelgazar haciéndolo. Las aproximaciones para perder libras rápido con el ejercicio son:

1. Necesitas buscar suplementos en buen estado: Si tu tarea es perder libras dando paseos, necesitas asimismo mantenerte gastando tendencias sólidas. Puede que no sea una rutina de alimentación diferente sin embargo comer suplementos confiables en pequeñas cantidades funcionará. Para esto, necesitas mantener un registro de calorías y usarlo. Debe tener un límite de mil quinientas calorías, y por lo menos, mil doscientas es un buen comienzo. Come carnes magras y no carnes soasadas sin piel. Come verduras, productos orgánicos, granos enteros y lácteos bajos en grasas y toma mucha agua. Baja la ingesta de sal, comidas altas en grasas y azúcares ya que solo tienen calorías vacías.

2. Tienes que usar zapatos para correr para dar paseos: cuando estés dispuesto a caminar, necesitarás un par de zapatos para correr. Normalmente uso zapatos New Balance. Uso zapatos parar correr porque la mayoría de las veces, los zapatos para dar paseos están excesivamente endurecidos. Las botas tienen que ser alrededor de ½ pulgada más prominente que un zapato normal para que tus pies puedan crecer. Viste usando vestimentas por capas ya sea que estés dentro o fuera para que si sientes calor, puedas empezar a quitarte tu vestimenta. Es una gran idea tener un instrumento de estimación para que puedas ver que tanto haz caminado y en qué período para que puedas proceder al gráfico. Es un método apropiado para ponerte en forma más rápido sin ejercicio.

Indicaciones bien indicadas para Perder Peso Rápido con Ejercicio y Nutrición

La mejor técnica para adelgazar más rápido es unirse a la preparación cardio con sustento, preparación de peso y mucha inspiración. Si pierdes uno de estos factores de principios, en ese momento, perder grasa para siempre es bastante incomprensible. No es suficiente hacer preparación de peso o cardio, o sin ninguna preparación entre estos términos, cada uno de ellos habla de la fórmula de reducción de peso ideal.

Estos elementos tienen su sitio; algunos fácilmente pueden compararse a otros sin embargo cada uno de ellos es esencial para lograr una reducción de peso sin cambio incluso si primero y principal se une a la actividad y un buen régimen alimenticio que te verá poniéndote en forma más rápido.

Entrenamiento de Peso

El gran impacto de consumir la preparación de peso se ha vuelto posiblemente el factor más importante después de un buen entrenamiento de la expansión de tu tasa metabólica y el aumento en la tasa metabólica post práctica. En medio de la preparación de peso, principalmente consumirás azúcares. En cualquier caso, la expansión adicional en el metabolismo en descanso no es suficiente en caso de que esperes perder libras rápido y para siempre.

Entrenamiento Cardio

Después de que un corto entrenamiento de preparación de peso tenga un impacto más significativo; sin embargo, el cardio aún tiene un mayor efecto en medio del ejercicio extraordinario. Si un individuo completa un entrenamiento cardio de alto impacto de 20 minutos al día, notará cambios substanciales su peso en semanas. La verdad es que no es para nada considerable si haces cardio constante o preparación de ejercicios de alto poder, lo que hace una diferencia es la medida de calorías que has consumido.

Consolidar ambos tipos de actividad además de tener un régimen alimenticio confiable y viable, por ejemplo, la rutina de alimentación de movimiento de calorías verá que adelgazas consistentemente, te sientes notablemente mejor y progresivamente entusiasta y revelará como ponerte en forma a largo plazo.

Las indicaciones bien ordenadas para Perder Peso Rápido Sin Ejercicio, Dietas y Pastillas – Unos Consejos Para Verse Genial.

Qué tal si listamos y mostramos los pasos requeridos para el método de pérdida de peso rápidamente sin hacer ejercicio, dietas o usar pastillas con más resultados. Esto no es un resumen completo; sin embargo, ya serías capaz de comenzar a moverte hoy con estas pocas etapas y apreciar los resultados notables.

Paso #1: Descarta los almidones "blancos":

Este avance subyacente es que descartemos los azúcares blancos. Las comidas acompañantes por lo tanto están prohibidas cuando esperas ponerte en forma rápidamente sin ejercicio, consumir menos calorías y las pastillas: el pan, granos, avena, papas, pasta, tal como alimentos asados con la comida. Si descartas ingerir cualquier cosa blanca, estarás asegurado.

Paso #2: Determina tus calorías diarias:

El Segundo paso en el proceso es decidir tus calorías diarias. La reducción de peso es una acción. Disminuir tu consume de calorías sin el requisito de negarte alimentación. Asegúrate de determinar tu metabolismo. El metabolismo es tu propia parte sustancial de calorías consumidas en un día normal. Para ganar la batalla y ponerte en forma más rápido sin ejercicio, comer menos carbohidratos y pastillas, tienes que darte cuenta de la medida de calorías que consumes en múltiples días.

Paso #3: Bebe mucha agua:

El tercer paso es beber mucha agua. Suficiente agua es crucial para el bienestar y además, gran cantidad de personas fundamentalmente no beben lo suficiente. Asimismo, cuando estás continuamente seco, el cuerpo retendrá agua en áreas críticas, así que cuando garantices que obtienes muchos fluidos vitales, puedes comenzar a cortar notablemente la ingesta en múltiples días. Recuerda, entre más ejercicio, más agua necesitarás. Bebe algo de agua justo antes de tu cena; te ayudará a asimilar y además de darte la impresión de llenura en tu barriga que evitará que te atiborres; eso relacionado con comer regularmente, te asistirá en dejar de comer en caso de que estés satisfecho, no una vez que ya hayas comido un banquete (si comes muy rápido te puedes llenar, incluso ampliado y al mismo tiempo estar ansioso).

Paso #4: Mantente Activo:

El ultimo avance en nuestro procedimiento es permanecer dinámico. La reducción de peso se logra sin hacer ejercicio. De cualquier manera, estar sentado sin moverse por mucho tiempo puede hacer que la reducción de peso sea más difícil de lograr. Usar escaleras en vez del elevador, dejar el vehículo a un par de calles a la izquierda, dar una caminata y escoger una actividad que requiera algo de movimiento en vez de tirarse son en su mayoría aproximaciones que pueden ayudar con la desgracia de la grasa.

Como debe ser visible cuando sigues los avances anteriores, estarás en una posición fantástica para lograr más ventajas en cualquier punto que escojas aplicar estos medios para perder libras rápidamente sin ejercicio, dietas y pastillas.

Pérdida de Peso Natural – 3 Sugerencias Sobre Como Perder Peso Naturalmente

Muchos individuos se apresuran por sus objetivos de infortunio de peso sin reconsiderar si la alimentación que tienen se ajusta mejor a su cuerpo. Toman pastillas de pérdida de peso, consideran procedimientos médicos y otras aproximaciones excesivamente rápidas para ponerse más en forma sin las ventajas médicas. Lo que no entienden es que como ponerse en forma se origina de cada una de las características y no tienen que usar mejoradores o tes. Aquí hay tres formas únicas para la aproximación ideal de normalmente ponerse en forma:

1. Ejercicio

Las instrucciones paso a paso para perder libras normalmente incluyen ejercicio y es una de las aproximaciones más naturales para estar en forma. Intenta no intentar y considerar procedimientos médicos para asegurarte tener brazos o piernas más firmes. Al ejercitarte por 45 minutos de 3 a 4 veces por semana, te sentirás más en forma y más estimulado cada día. Además de los ejercicios correctos, adicionalmente no te sentirás muy excéntrico si no más proactivo en el trabajo.

Hay una gran cantidad de actividades que puedes hacer que pueden ponerte en forma. Puedes correr o usar la bicicleta, donde estarás condicionando los músculos de tus brazos y piernas para mantenerte en forma en todas partes.

Observa que deberías mantener tu poder de actividad alto y aun así hacer todo lo que sea necesario para no sobrepasarte ya que podría causar un esguince. Asimismo, asegúrate de descansar y tener tus 8 horas de Descanso o si no te sentirás irritable.

2. Bebe Mucha Agua

Beber mucha agua es una de las mejores formas para ponerse en forma debido a que te recarga después de un ejercicio agotador sin añadir libras. Nada parecido a las bebidas de bienestar o batidos que contienen bastantes azúcares que se almacenan como grasa dentro del cuerpo, el agua contiene cada componente estándar así que sentirás avigorado.

Beber de 6 a 8 vasos de agua al día es un requisito incuestionable. Adicionalmente te sentirás lleno haciendo que te establezcas en tus anhelos. Asimismo, el agua trata con los terribles venenos de tu cuerpo, manteniéndote estable y usualmente en forma.

3. Come Frutas y Vegetales

Perder libras te hará sentir cansado por toda la actividad que harás para mantenerte incrementalmente alerta y en revivido, come muchas comidas crecidas en el suelo.

El método más efectivo para perder libras normalmente requiere que comas productos del suelo altos en fibra; te mantendrá aprovisionado por el resto del día. Con productos de la tierra, tendrás la opción de controlar tu apetito, y asimismo obtendrás tu sustento. Los vegetales que sean ricos en fibra son el broccoli y las coles de bruselas y se pueden convertir en deliciosos platos. Referente a los productos naturales, las bananas, papayas y las bayas ayudan también cuando estás en una rutina alimenticia, y también pueden ser sustitutos de los dulces, por ejemplo, los pasteles y yogurt congelado.

Adicionalmente necesitarás chequear con tu especialista si hay diferentes formas en las que normalmente puedas ponerte más en forma, sin embargo, estas tres independientemente serán recetadas. Estas tres pistas son útiles cuando experimentas una realidad diaria cargada continuamente de atracciones no deseadas. Lo que tienes que mejorar de tu vida son estas 3, y verás las maravillas que pueden causar en tu cuerpo.

Hay Formas sobre Como Perder Peso Naturalmente, Pero Son Lentas

Cualquier individuo que haya tenido sobrepeso por algún tiempo sabe la ansiedad detrás de perder un par de libras, si no es más que eso. Por lo tanto, ya sea para ponerse un atuendo querido, para asombrar a un antiguo compañero o amor o para pensar cómodamente en uno mismo, la explicación para perder peso no cambia lo crítico de hacerlo. Nadie aprecia sentirse humillado sobre si mismos o su cuerpo, y no hay un alma que te revelará que entiende cómo te sientes.

No hay un especialista que te revele que mantener el peso adicional en tu cuerpo es Bueno, lo que dicen los especialistas a los individuos es que hay formas de ponerse en forma regularmente y que las personas con sobrepeso deberían intentar adelgazar. Así que, ¿cuál es el camino para perder libras con normalidad? Esto incluiría una rutina de ejercicios estricta y un buen régimen alimenticio rico en proteínas y moderadamente bajo en carbohidratos y grasa.

El principal problema con la ruta de como adelgazar es que típicamente es difícil. Muchos individuos tienen problemas con una parte del arreglo u otra. Ejercicio es una palabra de las que muchos individuos mantienen una distancia estratégica porque evoca contemplaciones o levantar pesas, correr y hacer sentadillas y abdominales en el centro recreacional. La palabra dieta activa consideraciones de esfuerzos siseantes para adelgazar o comer como una liebre para un recordatorio extraordinario de ponerse y mantenerse. Sin embargo, una rutina de comida consistente no necesita ser un mantenimiento de liebre y el ejercicio no necesita ser más que dar paseos o usar la bicicleta.

Para aquellos que han deseado intentar el comer bien y la acción física por la ruta usual de ponerse en forma, el problema más significativo después del comienzo es mantenerse persuadidos. Es generalmente simple mantenerse haciendo las cosas correctas por el primer par de semanas, si no por los primeros meses. El problema con la ruta para estar más en forma es que es un proceso agonizantemente usual, y mantener la actitud correcta es extremadamente difícil cuando no estás obteniendo los resultados lo suficientemente rápido. Que te guste la forma en que están saliendo las cosas con la ruta a perder libras es normalmente lo que mantiene encaminados a los individuos.

Los individuos que quieran ponerse en forma no deberían querer seguir teniendo sobrepeso tampoco. Cuando necesiten y estén preparados para seguir el camino para adelgazar normalmente temen su ausencia de mantenerse con el arreglo cuando los resultados aflojan a los individuos y pueden añadir que empiecen su programa para hacer que los resultados empiecen a ser evidentes rápidamente. Este comienzo viene como suplementos para la pérdida de peso mientras que pueden haber mezclado los resultados de individuos que los usan, esto normalmente es por la población general que los usaron lo hicieron sin seguir la ruta usual para ponerse más en forma.

Los mejoradores de pérdida de peso funcionan mejor cuando uno tiene un buen régimen alimenticio y una medida justa de movimiento del cuerpo relacionado a ellos. Perder las primeras 10 o 20 libras es mucho más fácil cuando se utiliza un mejorador y bajar al peso real de uno es prácticamente inevitable si se mantiene la rutina. Un suplemento de pérdida de peso puede tener el efecto entre el comienzo y parar otro arreglo o ser fructífero para perder el peso que los ha estado atormentando por un período considerable.

Capítulo uno

Comida Deliciosa para la Pérdida de Peso

Uh, estás en un régimen alimenticio DE NUEVO y no hay nada delicioso sobre el sustento de la reducción de peso que vas a tener para la cena. Es prácticamente como si la hora de la comida se volviera un tormento salvaje, mientras otros a tu alrededor se alimentan exquisitamente y todo lo que tienes es una comida pre hecha de una caja – que tentador.

¿La situación anterior te parece algo que experimentaste en algún momento? Si lo abordas sí, es una oportunidad para escapar comer menos batidos de carbohidratos que has estado cubriendo y experimentar ponerte más en forma de la forma deliciosa.

La Comida para la Reducción de Peso es Deliciosa.

Impersonate. ¿Leí eso bien? ¿El creador indicó que los alimentos de reducción de peso son deliciosos? Cielos, esta persona puede que nunca haya tenido que necesitar ponerse en forma, suponiendo que sí, él nunca hubiera dicho ESO.

Buen intento, pero no acertaste. El negocio del mantenimiento metódicamente ha instilado la posibilidad que las comidas de reducción de peso no saben adecuadas para nuestras personalidades totales. Después de un tiempo, el avance de comidas basuras no deseadas ha ajustado nuestras suposiciones sociales referente a que establece un alimento de buen sabor. En vez de considerar una zanahoria arrancada naturalmente como una exquisitez, seleccionamos un Twinkie. Lo divertido es que, nuestros progenitores probablemente no los hubieran apreciado de ninguna manera. ¿Por qué? Sus deseos de lo que se considera alimentación adecuada eran tremendamente extraordinarios.

Volviendo a lo Sabroso

Lo que la gran mayoría de los que están intentando ponerse más en forma no parecen entender es que la alimentación de reducción de peso es casi una clase alta. En vez de contemplar los alimentos que entran dentro del nombre de "dieta" y "reducción de peso" como restringidos y sin sabor, abre tu psiquis a los resultados concebibles que dan la alimentación saludable.

Es enteramente concebible para hacer un delicioso pollo alfredo, o un exquisito bourguignon de carne de cosas que de alguna u otra forma consideras como no apetitosas. Intenta consolidar los tipos correctos de valores con energía para sacar el mejor provecho que cada alimentación de reducción de peso trae a la mesa.

Estableciendo Decisiones Inteligentes

En el supermercado, es ideal seguir una guía directa – apégate a los separadores externos. Este es el sitio donde ubicarás los alimentos de reducción de peso más frescos que le darán a tu cuerpo las mejores posibilidades para ponerse más en forma. Comúnmente, los supermercados mantienen sus productos, carnes y masas de cocina en la periferia de la tienda. Saber cuáles alimentos en estas oficinas son decisiones rápidas que pueden llevar a cosas fantásticas en reformar tus deseos de que significa buen sabor.

Cuando tengas dudas, selecciona productos horneados que contengan granos enteros y aléjate de los que se hagan con harinas blancas. Los puntos claves de tu consumo diario de alimentos ricos en azúcares a un cuarto de tus calorías diarias. En la tienda, escoge cortes magros de carne, y corta tu ingesta a generalmente el 50% de tus calorías diarias. En conclusión, en la producción de división, limita las comidas que crecen del suelo a un cuarto de tu consumo diario.

Los alimentos de reducción de peso SON deliciosos cuando reconoces que buscar y estás entusiasmado por un sabor increíble.

Comida de Pérdida de Peso Deliciosa

Uh, estás en un régimen alimenticio DE NUEVO y no hay nada delicioso sobre el sustento de la reducción de peso que vas a tener para la cena. Es prácticamente como si la hora de la comida se volviera un tormento salvaje, mientras otros a tu alrededor se alimentan exquisitamente y todo lo que tienes es una comida pre hecha de una caja – que tentador.

¿La situación anterior te parece algo que experimentaste en algún momento? Si lo abordas sí, es una oportunidad para escapar comer menos batidos de carbohidratos que has estado cubriendo y experimentar ponerte más en forma de la forma deliciosa.

La Comida para la Reducción de Peso es Deliciosa.

Impersonate. ¿Leí eso bien? ¿El creador indicó que los alimentos de reducción de peso son deliciosos? Cielos, esta persona puede que nunca haya tenido que necesitar ponerse en forma, suponiendo que sí, él nunca hubiera dicho ESO.

Buen intento, pero no acertaste. El negocio del mantenimiento metódicamente ha instilado la posibilidad que las comidas de reducción de peso no saben adecuadas para nuestras personalidades totales. Después de un tiempo, el avance de comidas basuras no deseadas ha ajustado nuestras suposiciones sociales referente a que establece un alimento de buen sabor. En vez de considerar una zanahoria arrancada naturalmente como una exquisitez, seleccionamos un

Twinkie. Lo divertido es que, nuestros progenitores probablemente no los hubieran apreciado de ninguna manera. ¿Por qué? Sus deseos de lo que se considera alimentación adecuada eran tremendamente extraordinarios.

Volviendo a lo Sabroso

Lo que la gran mayoría de los que están intentando ponerse más en forma no parecen entender es que la alimentación de reducción de peso es casi una clase alta. En vez de contemplar los alimentos que entran dentro del nombre de "dieta" y "reducción de peso" como restringidos y sin sabor, abre tu psiquis a los resultados concebibles que dan la alimentación saludable.

Es enteramente concebible para hacer un delicioso pollo alfredo, o un exquisito bourguignon de carne de cosas que de alguna u otra forma consideras como no apetitosas. Intenta consolidar los tipos correctos de valores con energía para sacar el mejor provecho que cada alimentación de reducción de peso trae a la mesa.

Estableciendo Decisiones Inteligentes

En el supermercado, es ideal seguir una guía directa — apégate a los separadores externos. Este es el sitio donde ubicarás los alimentos de reducción de peso más frescos que le darán a tu cuerpo las mejores posibilidades para ponerse más en forma. Comúnmente, los supermercados mantienen sus productos, carnes y masas de cocina en la periferia de la tienda. Saber cuáles alimentos en estas oficinas son decisiones rápidas que pueden llevar a cosas fantásticas en reformar tus deseos de que significa buen sabor.

Cuando tengas dudas, selecciona productos horneados que contengan granos enteros y aléjate de los que se hagan con harinas blancas. Los puntos claves de tu consumo diario de alimentos ricos en azúcares a un cuarto de tus calorías diarias. En la tienda, escoge cortes magros de carne, y corta tu ingesta a generalmente el 50% de tus calorías diarias. En conclusión, en la producción de división, limita las comidas que crecen del suelo a un cuarto de tu consumo diario.

Los alimentos de reducción de peso SON deliciosos cuando reconoces que buscar y estás entusiasmado por un sabor increíble.

¡Aprende Cómo Perder Peso Rápido! Pérdida de Peso Segura y Efectiva

Entiende Cómo Perder Peso Rápido con esta Aproximación Saludable a la Pérdida de Peso

Perder libras puede ser una prueba para ciertas personas. Tener sobrepeso está identificado con una amplia variedad de amenazas para la prosperidad, incluyendo ataques al corazón, apoplejías y diabetes, solo por dar unos precedentes. ¡La pesadez ha aumentado drásticamente desde 1970! Con todos estos progresos de alimentos de mala calidad, estilos de vida involucrados y dificultades relacionadas con el dinero, la reducción de peso se está volviendo continuamente difícil. He hecho esta publicación para dar un manual para la pérdida de peso. ¡Detallaré ciertas partes importantes de como ponerse perfectamente saludable, energético y explícitamente mantenerlo alejado! La reducción sana de peso es de dos capas:

Nutrición Auténtica, No pasar hambre, Pueden llevar a una Pérdida de Peso Rápida para estar tan en forma como una rosa, necesitan dejar de comer. Mientras que esto tiene cierta realidad, hay substancialmente más para ponerse en forma que solo no comer. ¿No es una ocasión casual que tales incontables personas que perdieron 10 o 20 libras recuperaran todo lo que perdieron? Al ir con locuras de quitar calorías de la alimentación, tu cuerpo irá a modo hambriento, ¡ya que no tiene idea de cuándo va a obtener más nutrientes! Al comer dos o tres calorías, tu cuerpo bloquea sus técnicas de gasto de calorías y empieza a almacenar grasa. Este es el motivo por el cual obtienes resultados al principio, pero cuando comienzas a comer de nuevo, tu cuerpo vuelve a acomodar el peso escondido.

A pesar de ello, tu cuerpo no obtendrá la alimentación que necesita para funcionar correctamente. Puedes sentirte que comúnmente te estás sintiendo horrible, cansado o incluso indicar miseria. Como resultado de una hormona de inconsistencia, puedes dañarte dependientemente por una alimentación molesta. Tolerando que estás intentando ejercitarte, probablemente no tengas lo imperativo para hacer un ejercicio increíble o para arreglar correctamente después de eso.

La mejor aproximación para una rápida pérdida de peso no es para todas las situaciones, pocas calorías. Es comer las calories CORRECTAS. ¡Si estás ensayando como loco e intentas vivir con 1,000 calorías consistentemente, tu cuerpo será una zona de desastre! Entonces, ¿que sería adecuado que comas para ponerte en forma rápidamente? Sin enredarte mucho, tienes que consumir buenas porciones de proteínas, fibras y agua. Necesitas mantener una participación imperativa o limitar cosas como azúcares, carbohidratos atenuados y grasas.

No tienes que contar todas las calorías que comes. Tienes que garantizar que estás comiendo bien. Un sobresaliente entre los sistemas más lineares a usar para la pérdida de peso es la técnica del plato. Separa tu desayuno, almuerzo y cena en secciones:

1. 1/2 de tu plato deben ser carbohidratos no exhaustivos – me refiero a VEGETALES especialmente. Cosas como brócoli, coliflor, espárragos, etc. ¡Eso no significa ni una inmersión

vegana ni saltearlos en 5 cucharadas de margarina! Usa la lógica sobre como adorar los vegetales por lo que son. Una fuente buena y tolerable de mejoras.

2. 1/3 de tu plato deben ser proteínas magras – Esto es tu pescado, pollo, pavo u otra carne magra. Las cosas como los frijoles son además diferentes fuentes de proteínas.

El resto debería gastar carbohidratos – Esta es una pequeña parte de las cosas como arroz decolorado, pan integral, fideos integrales, etc.

Esto ciertamente no es un Sistema de primera, sin embargo, es un plan de juego esencial que todos pueden buscar después que eso funcione. Cuando ves tu plato, y tienes 2 bocados de broccoli y una monstruosa cantidad de fideos o arroz caramelizado, necesitas hacer un par de mejoras.

Cosas que Eliminar Completamente

Para ponerte progresivamente en forma rápidamente, hay algunas cosas regulares que deberías descartar completamente:

1. Harinas Blancas – Las harinas blancas e integrales en todos aspectos necesarias por sus ventajas médicas. Para asegurarse de soltar esa grasa del estómago difícil de perder, necesitas dejar las cosas de harina blanca como pan blanco, arroz blanco, tortillas y lo que sea que tenga harinas blancas. ¿Cuál es la elección? Cosas de harina integral.

2. Jarabe de Maíz de Alta Fructosa y otras azúcares refinadas - ¡Lee tus guarniciones! El azúcar es un pensamiento esencial en la ganancia de peso y la habilidad para la pérdida de libras. La azúcar no puede evitar ser azúcar, aun así, obtener la azúcar de cosas naturales da ciertas preferencias en la dieta, es bastante mejor que obtener azúcar bastante tratada. ¿Cuál es la alternativa? ¡Comer cosas con azúcares usuales como única cosa!

El Ejercicio Lleva la Definición de Músculos y Mantener las Libras Alejadas

Referente a la pérdida de peso, los puntos de interés más críticos son las preferencias médicas; en cualquier caso, seamos honestos, una cantidad considerable de individuos no tendrían ningún problema con tener también un cuerpo sin igual. Como mentor, generalmente escucho. "¡tengo que ponerme a tono! Dar forma y tonificar. ¿Cuál es el método para mejor la definición de los músculos?" Tendrás definición muscular si quieres, no tiene ningún efecto con que tan buena sea tu rutina alimenticia. ¡Tienes que ejercitarte! Tus músculos no se crearán si no los haces trabajar.

¿Qué Ejercicios te Ayudan a Perder Peso Rápido?

El ejercicio, especialmente levantar pesas, no es algo positivo. Hay una gran cantidad de estilos y técnicas que puedes utilizar. El programa de movimiento que funcione mejor para ti depende de tus metas y tu propio cuerpo. Hay dos o tres cosas que virtualmente todos pueden hacer referente a tener una alternativa para progresivamente ponerse en forma más rápido:

1. Necesitas hacer cardio y Entrenamiento de Resistencia – Si quieres ver los mejores resultados, necesitas terminar una mezcla de ejercicios cardiovasculares y levantamiento de pesas. Veo personas que quedan perplejas todo el tiempo ya que continúan corriendo en la cinta por más de 60 minutos consistentemente pero aún no se ven como lo necesitan. ¡No puedes ganar definición muscular sin músculos! Para construir músculo, necesitas levantar cargas. Asimismo, viceversa, para mantener un buen corazón y devorar la grasa, necesitas hacer ejercicios cardiovasculares.

2. Haz muchos entrenamientos de cuerpo complete – Cuando se trata de ponerse en forma como una flor y devorar grasa, los ejercicios de cuerpo completo regulares funcionan mejor que los ejercicios aislados. Un ejemplo de un ejercicio de cuerpo completo es una sentadilla con prensa en los hombros. Al usar tus piernas, concentración y brazos, gastarás muchas calorías mientras mejoras tu firme calidad. Un ejemplo de un movimiento para devorar calorías menos eficiente sería una contorsión arreglada del bíceps. En caso de que tengas biceps encantadores, este es un ejercicio excelente para ti. Lo más probable es que progresivamente te pongas en forma más rápido; verás muchos mejores resultados yendo con un exterminador de grasa como las sentadillas con prensa.

Consejos Adicionales para una Pérdida de Peso Rápida

1. Esfuérzate por Entrenamientos con Intervalos de Alta Intensidad (HIIT, por sus siglas en inglés) – HIIT es un programa de ejercicios asegurado, razonable para perder grandes proporciones de grasa en un corto período. HIIT es tan práctico porque es fantástico para la pérdida de peso mientras impulsas el avance de los músculos, opuesto a un cardio de determinado estado, el cual devora calorías, en cualquier caso, no ofrece mucho para una mejora recalcable.

2. Si estás buscando algún alimento sin precedentes para comer durante tu plan de mejora de bienestar, estos son diez "super alimentos" que te ayudarán a darte las mejoras correctas para incrementalmente ponerte en firma rápida y seguramente.

Pregunta sobre si necesitan ponerse en forma, y verás que se levantan cien manos. Pregunta a esos cien individuos como ingresar, y cuando mucho verás cinco manos levantadas. La verdad del asunto es que muchos individuos necesitan adelgazar, pero muy pocos tienen la pericia para buscarlo.

Entonces, ¿cuál es el calvario principal para estar más en forma? Hay varias razones por las cuales los individuos pueden necesitar bajar su peso. Algunos pueden necesitarlo por motivos de bienestar. La robustez puede llevar a problemas médicos reales como la diabetes, enfermedades coronarias y apoplejías, así que los individuos que tienen mayores riesgos de acumular cualquiera de estos males deberían considerar un régimen de pérdida de peso. Otros necesitan ponerse más en forma porque no les importa cómo se ven. Mientras que no hay nada malo con perder un par de libras, muchos piensan que la pérdida de peso son límites muy riesgosos que integran dietas peligrosas y horarios de ejercicios.

Las dietas y el ejercicio son excelentes; de verdad, muchos expertos de bienestar estarían de acuerdo que ambos son básicos para permanecer sólidos y vivir más tiempo. El problema está con las dietas que garantizan que puedes ponerte en forma rápidamente. Una buena parte de estas incluyen dietas de pasar hambre o rutinas de ejercicio que no irrazonablemente para tu cuerpo. Hay una motivación detrás de por qué cada comercial de pérdida de peso le dice a los individuos que consulten a su especialista antes de intentar otra dieta o rutina de ejercicios. Entonces, ¿serías capaz de perder tu peso rápido? Mientras que una porción de los proyectos de comida y ejercicio puedan permitirte ponerte en forma más rápido que otros, a cualquier individuo que piense que puede perder cien libres en catorce días hay que darle un toque de realidad.

Entonces, ¿cuál es la aproximación ideal para ponerse en forma? Ciertas cosas deben ser posibles sin realmente causar que tu cuerpo te haga jugarretas.

Ejercicio: Esta es una técnica convencional para ponerse más en forma. Cuando haces ejercicios, consumes calorías, lo que asimismo te ayuda a consumir grasa. Al enfocarse en una firme rutina de ejercicios, casi seguramente perderás tu peso en medio año o un año. La forma de hacer funcionar esto es la consistencia. Deberías prácticamente tener una tasa de una o dos horas, tres días, siete días para tener la opción de perder el peso. En el presente hay un par de puntos interesantes. Inicialmente, necesitarás asegurarte de que eres lo suficientemente sólido para tener la oportunidad de ejercitarte. Los individuos sobre cierta edad (como cuarenta y cinco) necesitan consultar a su doctor sobre si una rutina de ejercicios es algo para lo que sus cuerpos están capacitados.

Dieta: La dieta unido a una rutina de ejercicios usual te permitirá perder libras no deseadas. Existen muchos programas de dietas, así que termina siendo cuestión de seleccionar el que funcione. La aproximación ideal a escoger es consultar a un doctor o incluso algunos notan quien ha hecho dietas. Probablemente obtengas más respuestas referentes a que involucra la dieta y si es adecuada para ti.

En referencia a descubrir como adelgazar, toma una pizca de investigación y una gran cantidad de trabajo. Tan problemático como pueda parecer, finalmente satisfacerá.

Los individuos que necesitan saber cómo ponerse en forma verdaderamente rápido en casa por lo general son señoritas que permanecen en casa, potencialmente cuidando los niños o trabajan desde casa a diferencia de aquellos que van a trabajar a diario. Asimismo, probablemente necesiten adelgazar más rápido debido a que puede que se aproxime una ocasión que aparentemente es de fácil alcance: una boda quizás, o alguna otra capacidad donde necesiten poner su mejor versión.

También puede ser alguien de cualquier orientación sexual que esté en casa por alguna razón y quizás necesite estar más en forma para una actividad anticipada o cirugía, independientemente de su identidad, el por qué deben perder libras en casa y por qué deben adelgazar rápido, lo que necesiten debe ser posible.

Es concebible ponerse en forma bastante rápido en casa si haces algunos ejercicios básicos y mantienes una dieta magra y robusta. Por "magra" está implicada una dieta libre de una cantidad excesiva de carbohidratos, especialmente del tipo grasoso, por ejemplo, pastel dulce de cacao caliente, pérdidas de tiempo, antojos y tales, mejor cosas cargadas con proteínas y productos del suelo.

Recuerda que perder 3-4 libras cada semana es "verdaderamente rápido" en cuanto a la pérdida de peso y será bastante desafiante lograrlo con seguridad. Sin embargo, bien puede estar terminado. Adelgazar muy rápido puede poner en peligro tu bienestar y las dietas extremas son métodos inadecuados para perder libras. Ayunar es una verosimilitud y es concebible por un período restringido rápido y restringido.

Para una rápida pérdida de peso, puedes comenzar con unas 24 horas listas para desintoxicar tu armazón y darle un buen comienzo a tu dieta y rutina de ejercicios. Una purga del colon puede de igual manera ayudar, pero sin embargo no es esencial. Solo bebe agua o un batido de jugo nutritivo de sol a sol por un día. Esto enjuagará y desintoxicará tu armazón y le dará a tu estómago un breve descanso. En ese punto ten un desayuno ligero de un jugo de producto orgánico y posiblemente huevos fritos.

Toma una dieta rica en proteínas mejorada con comidas con muchas tonalidades crecidas del suelo. Las tonalidades demuestran un estado anormal de agentes de prevención de cáncer y en contra de antinflamatorios y además diferentes suplementos, por ejemplo, nutrientes y minerales esenciales para tu bienestar. También debes ingerir algo de grasa, ya sea como grasa de pollo o contenedores de aceite y completar tu dieta con pollo o un suplemento de altas proteínas. Puedes ver los progresos entre las cenas con huevo, pollo y pescado (liso y blanco).

Asimismo, aumenta tu tasa de ejercicios para hacer una carencia de calorías. Cuando tienes un centro de recreación en casa, en ese increíble punto, o incluso una cinta servirá, sin embargo, si no, en ese punto debes buscar algo de acción de alta vitalidad, por ejemplo, correr por las escaleras por 30 minutos o en algún lugar de la vecindad. También puedes hacer flexiones, sentadillas y hacer step-ups de alto impacto usando una escalera o asiento cuando puedas salir a correr, en ese punto todo lo mejor. Correr por media hora serán unas 300 – 400 calorías dependiendo en tu peso actual. En realidad necesitas gastar unas 1,000 calorías al día para comenzar y después de eso revisar tu avance.

Una libra de grasa contiene 3500 calorías, así que para perder eso cada semana necesitas perder 500 calorías – cada media hora de correr lograría eso. Espera ponerte en forma rápidamente al principio a través de la pérdida de abundancia de agua, y después asiéntate en 2-3 libras cada semana. Prácticamente no puedes perder significativamente más que eso en casa, excepto si tienes algún tipo de equipo de ejercicio.

Lo que haces es mejorar tu adaptabilidad y das forma a través de hacer ejercicios de flexibilidad y extensión. Por ejemplo, sentarte derecho en un asiento. Extiende tus brazos ante ti y curvearlos lo más a la izquierda que puedas. Mantenlo por 3 segundos y luego de eso haz lo mismo para el otro lado. Hazlo varias veces para comenzar. Hazlo un par de veces al día, y verás que a la larga puedes aumentar e l número de redundancias a medida que te sientes más flexible y tu abdomen esté más esbelto.

Intenta doblarte y tocar el suelo con tus manos. Intenta no estirarte de más, pero intenta llegar a donde serenamente puedas. Hazlo varias veces y terminarás más cerca hasta que finalmente puedas tocar el suelo.

Si mezclas estos ejercicios con actividades de progresivamente mayor impacto que causen que inhales fuerte y tu corazón lata más rápido, entonces antes de nada notarás la pérdida de peso. Si no, en ese punto o estás comiendo demasiadas calorías o no te estás ejercitando lo suficiente, así que ocúpate del problema. Sin embargo, correr en el sitio usa una carga bastante grande de calorías y entre más lo hagas, mejor será porque usas más calorías de las que consumes o sino nunca perderás libras.

Capítulo dos

Los Consejos de Pérdida de Peso Poco Comunes

Probablemente hayas leído varios artículos y visitado varios sitios buscando consejos para perder peso. Cuando lees esta parte, cada uno de ellos tiene algunos consejos de pérdida de peso sobre comer saludable o cuando comer o cuantas veces comer al día.

Aunque estos consejos para perder peso son increíbles y legítimos, probablemente los tienes enfocados en la memoria. Así que en vez de retocar consejos de pérdida de peso similares expresando comer alimentaciones bajas en grasa y un total del consumo de azúcar, no todos estos consejos para perder peso están relacionados con la alimentación. Estos consejos para perder peso te permitirán tener una actitud de pérdida de peso, planearlo y darte la correcta inspiración para la pérdida de peso para lograr tu objetivo.

Consejo de Pérdida de peso #1 – Quererlo

Probablemente te preguntes internamente; no leería esta sección si no lo necesitara. Por supuesto, normalmente, los individuos intentarán ponerse en forma, pero ya que piensan que deben perder libras. A ciertamente ser efectivos en la pérdida de peso, necesitas hacerlo por ti mismo.

La mente es un active indispensable y puede ser útil a medida que continuas con la pérdida de peso o puede ser peligrosa. Separa un impulso para pensar en lo que necesitas para tu aventura de pérdida de peso. ¿Dónde necesitas estar? Piensa en una pérdida de peso saludable que sea directamente para ti.

Consejo de Pérdida de Peso #2 – Establece una Meta

Cuando entiendes lo que necesitas, solo estableciendo un objetivo. Registra tu meta y mantenla en reconocimiento de que es indisputable para ti consistentemente. Haz un objetivo del tamaño de un mamut y un par de metas pequeñas como objetivos de siete días a la semana o de mes a mes. Haz que tu meta sea sensible. Recuerda; el peso no vino a mediano plazo y seguramente no se irá a mediano plazo. La mayoría de los pros revelan que una pérdida de peso moderada pero a la vez consistente es mejor para librarse de eso y mantenerlo alejado.

Inmediatamente haz arreglos para lograr tu objetivo. ¿Cómo planeas adelgazar? Unas personas cambian los patrones de dietas, mientras que otras incluyen el ejercicio. Los estudios demuestran que los individuos que incluyen ejercicio no solo adelgazan más rápido; sin embargo, tienen un mayor porcentaje de mantenerlo alejado.

Por lo tanto, cuando planees tu pérdida de peso, asegúrate de seguir tu objetivo independientemente. Mantente estimulado leyendo tus metas a diario.

Consejo de Pérdida de Peso #3 – Haz Cambios

Ya que tienes tu plan de juego, comienza a revelar las mejoras de ponerte en forma en tu estilo de vida para lograr tu objetivo. Intenta hacer dos o tres cambios cada semana o una semana sí y una semana no. Ya que los nuevos cambios se transformarán en algo ordinario, revelando otra mejora.

Potencialmente comienzas cambiando como planeas las cenas. Haz un plan de acción para el menú y poco después busca lo que necesitas, cogiendo incrementalmente alimentos provechosos o más verduras. Incluye a toda la familia y familiarízalos con tus nuevas buenas comidas para la cena.

Consejo de Pérdida de Peso #4 – Mantén un Diario

Mantener un diario de pérdida de peso es un método increíble para mantener a tu cerebro en los objetivos de pérdida de peso. Tu diario de pérdida de peso puede ser lo que necesites que sea. Posiblemente necesites seguir las alimentaciones y calorías de los alimentos o tu programación de actividades o ambos. Escribir tus contemplaciones y como te sientes cada día también te ayudará a identificar entusiastamente tus patrones de dietas.

Si tuviste un mal día no te castigues y te sientas arrepentido. En vez de eso, anótalo en tu diario y después de eso coloca una nota positiva sobre cómo será mañana. Recupera tu mente para tener confianza y no insistas con lo negativo.

Consejo de Pérdida de Peso #5 – Haz seguimiento

No hay nada más persuasivo que ver tu mejora. Al seguir tu avance de pérdida de peso, tendrás una guía visual para demostrarte como te está yendo. Tu objetivo final puede ser una salida, y esto puede ser debilitante. En este contexto, cuando tengas el anhelo de sentirte que no hay salida para tu Aventura de pérdida de peso, investiga tu gráfico de pérdida de peso. Sin importar si solo son 5 libras hasta este punto o solo 1/2 libra esta semana, sigue siendo una pérdida y vale la pena celebrarlo.

Recuerda; el gráfico puede que no vaya de forma correcta. Eso está bien, haz cambios en tu arreglo para Volver al camino de la pérdida.

Consejos de Pérdida de Peso

Mantente positivo y concentrado.

La pérdida de peso es a un grado más prominente, una batalla psicológica más que una física. Perder confianza o disminuirse es el motivo de la inspiración de por qué las personas se estrellan al perder libras, no porque los consejos de pérdida de peso no funcionen. Toma pasos mínimos y razonables. No ocurrirá sin reflexión e impulsos con un exceso de grandes motivaciones para perder confianza cuando no obtienes el resultado ideal de inmediato.

Además, busca ayuda de amigos y familiares. Únete a reuniones de consideración y haz relaciones con otros que desean perder libras. Los grupos de motivación de personas son increíbles para mantenerte constructivo; son un vehículo extraordinario para el intercambio de ideas. ¡Puedes obtener increíbles consejos de pérdida de peso de otros como tu!

Este punto es esencial porque irregularmente encontrarás algunos consejos de pérdida de peso que no te servirán a ti a pesar de que funcionen para otras personas. Como este, es increíble esforzarse para una diversidad de cosas. Irrefutablemente, los principales consejos de pérdida de peso que pueden funcionar para todos probablemente en cierto punto incluyen métodos para aumentar tu sistema de absorción. Las dos cosas más esenciales para asegurarte de mantener tu sistema de asimilación es tu dimensión de actividad y que tan seguido comes. ¡Nunca pases hambre! Pasar hambre es un sistema asegurado ara retrasar tu estructura de manejo y aguarte la fiesta. Come confiablemente, en cualquier caso, practica ejemplos de dietas extraordinarios. Adicionalmente, ¡permanece dinámico! Nada de sí o peros, incluso solo 30 minutos de dar paseos varios días puede ayudarte a aumentar tu sistema de retención.

Controla y cuenta las calorías a diario.

Todos buscan consejos geniales para la pérdida de peso. Sin importar si estás en el medio con un poco extra o estás satisfecho, nadie debería tener sobrepeso.

La forma más rápida de tartar con perder un par de libras extra es el más crucial de todos los consejos de pérdida de peso, corta el uso de alimentos. Lo sé. Lo sé. Es más fácil decirlo que hacerlo.

Sin embargo, varios pros recomiendan varias formas de tratar con comer menos alimentos sin expeditar una gran parte de avances en el estilo de vida. Aquellos consejos de pérdida de peso sobre la alimentación usan el enfoque en cierto grado cambiando tus ejemplos de dietas. Si estás al tanto con comer dos rebanadas de tostada cada mañana con tu desayuno, redúcelo a una. Luego si requieres un mejor alimento, tienes que encontrarlo haciendo más. Puedes pensar que el esfuerzo adicional no vale la pena, y habrás ahorrado un par de calorías.

Otro de estos consejos de pérdida de peso es expulsar uno de los horarios de bocadillos predecibles que puedas tener rutinariamente. Si por lo general tomas ese Descanso a las diez en punto con un donut, trabaja a través de más. Si requieres la pausa para el snack, hazlo. Sin importar, en ese punto, que está más cerca del almuerzo y puedes encontrar que no estás tan emocionado por el almuerzo y comes solo un poco de lo que normalmente harías.

Otro buen consejo de pérdida de peso incorpora cambiar el alimento que comemos.

Probablemente todos témenos que disminuir nuestro uso de azúcares y grasas, los marcadores de peso. Qué tal si somos razonables con que sea como debería ser, una zanahoria nunca será un sustituto aceptable para un bocado de un antojo sin importar la forma en que necesitemos comer. Sin embargo, hay decisiones, decisiones de cortar calorías, a esa barra de chocolate. Come algo de palomitas de maíz en vez de un dulce para comer en el cine. Las palomitas de maíz tienen menos calorías y llenan más, satisfacen tu tendencia de dar bocados. Eso es resaltante entre mis consejos de pérdida de peso más apreciados.

Varios sustitutos pueden combinarse como chips papas en vez de fricasé de vegetales. Asimismo, lo mejor de los consejos de pérdida de peso es mantenerse alejado de los alimentos rápidos habituales que tragas muy a menudo.

Intercambia buenos consejos de pérdida de peso como ejercitarse. Demasiadas personas odian el ejercicio diario y la organización de programas de ejercicio básicos. Esto es un punto perturbante para dar urgencia. Todos tenemos la habilidad de realizar el primer ejercicio regular para nuestro bienestar y lucir increíbles. Dentro de poco, hay formas de lidiar con la proporción ensamblada de actividades que obtenemos sin un esfuerzo extra de enfoque de actividades. Estudios han mostrado que las personas que caminan más rápido tienden a mantener mejor su peso que las personas que caminan más tranquilamente. Muévete cuando estés vagando por el centro comercial.

NUTRICIÓN PARA LA PÉRDIDA DE PESO

Presentación

Los planes de dieta libres dependen de ingestas ajustadas de grasa, proteínas y carbohidratos en diferentes revisiones de calorías. Los planes de dieta libre animan a tu cuerpo a consumir la grasa mucho más directamente, solo cambiando a diario tu consumo de calorías. Los planes de dieta libre son tan necesarios para el ojo público que muchos individuos excepcionales tienen pensamientos prohibitivos acerca de que es confiable y característico en alimentaciones de planes de dietas libres. Lo mejor acerca del plan de dieta abierta es que consumes la grasa como era.

Dieta

Los estudios muestran que una aproximación de estilo de vida para gestionar la alimentación, no una dieta flash con percances, al igual que mientras se está en tránsito para incitar una pérdida de peso sin cambios. Debes dirigirte a administraciones humanas capaces antes de comenzar cualquier dieta, ejercicio o programa suplementario, antes de tomar cualquier medicamento o cuando tengas o sospeches que tienes un problema terapéutico. Monitorea tu peso o como te queda tu atuendo después de una premisa de una semana e incorpora o expulsa calorías de tu dieta actual de acuerdo a lo que ha estado sucediendo con tu cuerpo.

Plan

El Planeador de Dieta es solo una guía para indicar a las personas un caso de lo que puede comerse para un número específico de calorías con la dieta. Asegúrate y sigue los datos bosquejados en la Información del Planificador. La regla primordial, al detallar un plan de dieta, deben ser las calorías. Intenta no enfocarte en ningún plan de comidas de dietas libres, plan de dieta de toronja o consejos de anorexia de pérdida de peso rápido que has visto en los periódicos.

Bienestar

Bienestar y Estar en forma – Escoger un programa de dieta libre es un proyecto problemático. Las buenas dietas cambian considerando tus planes de dietas libres, tu hambre, sentimiento, horario y apertura a los alimentos de los planes de dietas libres. Las dietas inteligentes involucran dejar una gran porción de tu postre de plan de dieta libre en tu plato ya que has recordado que estás lleno y satisfecho. Los métodos de dieta apropiados tienen la opción de comer cuando hay planes de dietas libres y seguir comiendo hasta que estés lleno tanto física como mentalmente.

Calorías

Intenta incluir o restar 100-200 calorías a diario y prueba esa medida por alrededor de siete días antes de que tomas una decisión. El resto de tu paso a paso de las calorías se puede desarrollar de los carbohidratos. Cuando estés ansioso de seguir calorías, usa una figura que te ayude, sabes que es exacta como punto de partida, o copia tu peso corporal por 15 para obtener una estimación de tu nivel de mantenimiento de calorías. Si tienes que perder 150-200 libras, debes incorporar unas 400 libras adicionales a tu rutina de alimentación. Haz lo que sea por no estar por debajo de 1,200 calorías diarias o puedes perder tu cabello, músculos y cualquier probabilidad de ganar la lotería. Si requieres una dieta de 1,500 calorías, para todo el tiempo añade 150 calorías extra a tu dieta paso a paso. Los cálculos anteriores dependen de una afirmación gigante de calorías de 2250 calorías.

Diferentes Tipos de Planes de Dieta

Hay casi el mismo número de planes de dietas accesibles como la cantidad de individuos que necesitan la dieta, sin importar si es del mercado o auto afirmada. Estos planes son comparativos tanto como diferentes en sus definiciones, guarniciones y cálculos de calorías.

Danos la oportunidad de dar un vistazo a una porción de los planes de dieta más prominentes que han satisfecho a una gran cantidad con su idoneidad.

Gráficos de Dieta

Un plan de dieta puede venir como un diagrama de dieta como es sugerido por un dietista experto; puede asimismo ser efectivamente obtenido desde internet hoy. El diagrama de dieta gestiona al cliente a través de una rutina de alimentación que garantiza la reducción de peso.

Las dietas Atkins

El plan Atkins es increíblemente Famoso hoy por su estructura baja en carbohidratos. Incluso si evitas todos los carbohidratos al comienzo del plan de dieta Atkins, gradualmente regresan para que no pierdas más peso.

La Dieta South Beach

El plan de South Beach es excepcionalmente prominente con su libro o adaptación en línea. Todo en este programa de dieta es garantizar que tengas tres buenas comidas al día, con incluso algunos buenos bocadillos.

La dieta de SlimFast

El plan de Dieta SlimFast espera que te tomes sus dos batidos; uno en la comida de la mañana y otro para almorzar antes de tener una cena típica. Los batidos diarios de SlimFast son para mantener las calorías bajas en tu cuerpo, lo cual ayuda al objetivo de reducción de peso.

La Dieta de Weight Observer

El plan de dieta de Weight Observer está atado con comer lo que te guste, pero en la cantidad correcta para que tomes la alimentación adecuada para un cuerpo sólido. Es grandemente una llamada para cambiar la forma de tu vida que puede incorporar ejercitarse.

La dieta Subway

Se observa que la dieta Subway es bastante exitosa en la reducción de peso porque es baja en grasa y su guarnición está en un sándwich de Subway. No hay que cocinar; por lo tanto, no hay grasas saturadas para ayudar a las calorías.

Fin

Sin embargo, cualquier plan de dietas excelente tiene que ser lo suficientemente adaptable para mantener una distancia estratégica de comer de más o impactos antagónicos para tu bienestar. EL plan de dietas que escojas tiene que ser razonable para tu cuerpo, lo suficientemente divertida para mantenerte inspirado para proceder hasta que logres tu objetivo de reducción de peso y permitirte diversidad para garantizar que hay suplementos adecuados y minerales los cuales son requeridos por tu cuerpo para mantenerse sano.

El arreglo que escojas no debe quitarte tu alimentación lo que puede llevar a un problema de alimentación conocido como anorexia, el cual puede ser letal. No debes seleccionar el arreglo que funcione para tus compañeros o familiares solo por el hecho de que cada individuo es diferente y sus cuerpos tienen diferentes configuraciones y necesidades que no hay cosas como planes de dieta de "en caso de que funcione para mí, en ese punto, funcionará para ti". Consecuentemente, hay varios planes de dietas en el mercado para que escojas, por lo tanto, selecciona astutamente.

El método más efectivo para Usar los Planes de Pérdida de Peso

¿Cómo utilizar los Planes de Pérdida de Peso para toda la vida?

Puedes descubrir diferentes planes de reducción de peso en internet. Busca minutos específicos, y verás diferentes tipos de la dieta del limón, planes de dieta Atkins, planes de dietas asiáticos y planes de dietas hindús. Estos planes son útiles para el bienestar. Estarás familiarizado con algunos y otros te parecerán oscuros. La tarea es escoger un plan de dieta flexible para tu prosperidad. Debes mantenerte encaminado por más de 6 meses. Si necesitas llevar una larga vida, es esencial comer una dieta saludable.

Aquí hay algunas sutilezas para hacer un plan de dieta increíble.

1. Haz planes de comidas simples

Hemos restringido el tiempo a diario. La mayoría de nosotros no podemos pasar 2-3 horas en una cocina. Podemos dejar una hora para cada una de las 3-5 comidas. Intenta no ir por planes oscuros – Cocina comidas simples y comunes.

2. Come alimentos totales

Tus comidas tienen que incorporar proteínas, grasas, carbohidratos, lácteos, vegetales, bocadillos y productos naturales.

3. Bebe Té Verde/Agua Caliente/Jugo de lima antes del desayuno.

4. Aléjate de las azúcares artificiales, licor, gaseosas, jugos creados financieramente, comida barata, papas fritas, azúcar, sal y cafeína.

5. Haz un exceso de expectativas para planear y almacenar la mayor parte de tus planes de dieta en una hoja de expectativas en exceso. Coloca ideas completas junto a sus ventajas de dietas. Puedes imprimir esta hoja y ponerla en tu cocina.

6. Las dietas extremas están protegidas, pero aun así no las uses repetidamente. Las dietas extremas posiblemente están recetadas cuando las necesitas más. No intentes comenzar planes de reducción de peso rápidos sin el permiso de tu especialista.

7. Diferentes proyectos están orientados a diferentes individuos. Puedes estar cómodo con seguir programas de dietas, proyectos administrados restaurativamente, proyectos de mejora personal y programaciones de ejercicio. Estos proyectos están en la web y formatos sin conexión. Puedes usar diferentes aplicaciones y aparatos en line para mejorar tu bienestar. Así como puedes ir a cursos y reuniones para instruirte sobre los puntos de bienestar.

8. El tiempo es la vía a la reducción de peso. Ponerse en forma es concebible cuando haces las cosas correctas en el momento correcto. La ganancia de peso es regular entre individuos que comen en el momento incorrecto. Debe haber un contraste de 5 horas entre cada comida. Por ejemplo, desayunas a las 7 a.m. almuerzas a la 1 p.m. y cenas a las 7 p.m. Puedes comer tentempiés y productos orgánicos entre las comidas.

9. Ningún plan de reducción de peso puede ser fructífero sin una fantástica programación de actividades. Haz lo que puedas para mantenerte en movimiento. Haz ciclismo, o corre una milla para hacer la actividad. El mejor momento para ejercitarte es al comienzo del día.

10. Si tu plan de dieta contiene los mismos platos, te cansarás en todos los aspectos rápidamente. Haz algo adaptable y lleno de sabor – prueba con diferentes métodos. Cada objetivo requiere dedicación, estar centrado y seguridad.

Las dietas de pérdida de peso abruptas son bien conocidas por comenzar con una pérdida de peso rápida que se puede lograr y no son tan dañinas, sino que son bastante ventajosas. Te pones más en forma rápido durante las etapas subyacentes, debido al déficit general de peso de agua ya que las proteínas y azúcares necesitan asistencia para mantener agua en las células del cuerpo. Las dietas de pérdida de peso rápido son solo un arreglo no permanente y no te ayudan a hacer cambios duraderos a tus patrones de dieta.

¿Esto implica que las dietas de pérdida de peso rápido no funcionan? Lo hacen, pero aun así debes comprender el rol que cumplen las dietas de pérdida de peso rápido en tu estilo de vida general. Lo importante antes de comenzar cualquier rutina de dieta es preguntar, "¿Seré capaz de hacer esto como un recordatorio increíble?" Si la respuesta apropiada es no, en ese punto no pruebes la dieta; posiblemente te dañe a largo plazo si comienzas un ciclo de yo-yo de "perder-ganar-perder" peso una y otra vez.

Las dietas de pérdida de peso rápido no están propuestas para un eterno. Incluso aunque no veas un problema al comienzo, tu cuerpo en poco tiempo dejará de reaccionar al menú y la pérdida de peso alcanzará un nivel. Las dietas de pérdida de peso rápido, estado proficiente de los dermatólogos, regularmente necesitan una alimentación apropiada y una pérdida de peso rápida en si puede asimismo activar cambios en la digestión que influencien el desarrollo del cabello. Para tener el cabello más beneficioso, los doctores afirman que los mejores proyectos de pérdida de peso son dietas de reducción de calorías que avances progresivamente a la pérdida de peso y una dieta sólida usando comidas de todas las categorías nutricionales.

El ejercicio y la dieta van junto a un plan de pérdida de peso efectivo. Entrenar debe ser encantador, de lo contrario no procederás. Si crees que no tienes la energía para nada, dale un intento o junta tu actividad con algo diferente que hagas, por ejemplo, cuando trabajas o vives en una estructura elevada, usa las escaleras. El ejercicio no hace más que una mala memoria si vas y comes más cuando termines. La dieta es la clave para cualquier pérdida de peso fructífera, particularmente cuando te tienes que asegurar perder esas libras, sin embargo, que las mantengas fuera también.

Las dietas de pérdida de peso abruptas funcionan, pero funcionan mucho mejor si se unen con el movimiento físico normal por cuarenta y cinco minutos o más, en cualquier caso, cinco o siete días. Recuerda que es esencial visitar a tu doctor si tienes una buena cantidad de peso a perder o si tienes cualquier condición de bienestar, al igual que si no practicas todo el tiempo o eres sedentario.

Desayunar todos los días es opuesto al típico ejemplo del individuo promedio con sobrepeso que prueba una dieta. En ese punto, están hambrientos y pasan la mayor parte de sus calorías más tarde en el día. Comer bien utilizando planes pre arreglados que combinen comidas que fortifiquen en vez de debilitar e hinchar tu armazón es necesario. Las dietas fructíferas están atadas con establecer las cantidades adecuadas de alimentos sanos en todas las circunstancias. Come comidas regulares cinco veces al día: sin embargo, poco.

Esfuérzate para comer comidas sanas y ajustadas mientras controlas tu ingesta de calorías. En este contexto, estarás atado a mantener tu pérdida de peso para recuperar las libras. En vez de artículos altos en grasa, se sugieren las opciones de menor grasa. Estas dietas asimismo incorporan cosas como comidas de granos, mucha agua, proteínas bajas en grasas y eso solo es la punta del iceberg.

Un consejo para rápidamente cortar tu ingesta de calorías es disminuir tu ingesta de alimentos normal a cincuenta-cincuenta. La mayor parte del tiempo, las porciones que te dan en los cafés, y sitios de comida barata son más que lo que necesitas. ¡Al disminuir tu medida, a pesar de todo tuviste la oportunidad de aprovechar al máximo tus comidas comunes y cortar tu ingesta de calorías de inmediato!

Aumentan las dietas de pérdida de peso rápido, tanto en internet como localmente en tu ciudad. Aunque los proyectos de pérdida de peso en tu vecindario normalmente más costosos que los planes en línea, la ayuda cercana y personal puede en verdad ser lo que necesitas hacer para ayudarte a perder la abundancia de peso.

Los cambios de estilo de vida duraderos son la mejor forma de mantenerte en tu peso actual una vez que lo logres. Las dietas de pérdida de peso abruptas te permitirán ponerte en forma, asegúrate de hacerlo bien, de manera sana.

Tu Dieta de Pérdida de Peso

Weight Watchers, no teman; ¡las dietas de pérdida de peso están aquí! Ponerse en forma se ha simplificado por diversas técnicas de pérdida de peso que han sido presentadas, incluyendo menús. Los menús hacen que sea más simple para los individuos perder grasa y peso sin agotarse con actividades laboriosas. Este es el motive por el cual muchos individuos les gusta hacer dieta y sustancialmente volver a alimentos rellenos para adelgazar.

Los proyectos de pérdida de peso llegan con una variedad de estructuras, así que los individuos que desean adelgazar no pensarán que es una programación de dieta elusiva que pueden hacer sin mucho compromiso. Una dieta de pérdida de peso prevalente es una dieta baja en almidones que disminuye la ingesta de calorías de un individuo. La mayoría de las comidas que contienen azúcares tienen altas medidas de calorías. Estas calorías pueden ser transformadas en grasas cuando no se usan y consumen. En las dietas bajas en carbohidratos, el uso de calorías es controlado por requerir que la pérdida de peso sea por comer comidas bajas en carbohidratos o comer menos porciones de comidas ricas en azúcares. Este tipo de dieta de pérdida de peso, como regla, se compone de artículos lácteos, similares al drenaje y cheddar y no establece comidas con azúcar, por ejemplo, arroz, pan y papas. La dieta avanza en la pérdida de peso al satisfacer los anhelos del individuo que es sustancial para el estómago.

La dieta líquida es asimismo una de las tendencias en las dietas hoy. Los individuos que experimentan esta dieta de pérdida de peso necesitan beber rutinariamente refrescos que aumenten sus niveles de vitalidad y disminuyan su hambre y deseos. Las bebidas de pérdida de peso tienen propiedades que pueden hacer que los individuos se sientan llenos por unas horas. Así, no, en general, comerán mucho en vez de beber los refrescos. Además, estos fluidos de pérdida de peso tienen una cantidad inagotable de provisiones de niveles de vitalidad, provocando que los individuos se muevan y eludan consumir una gran cantidad de grasas no deseadas. Las dietas líquidas generalmente son recetadas a individuos que tienen mucho sobrepeso y los individuos que recientemente experimentaron un procedimiento médico de pérdida de peso.

Otra dieta de reducción de peso a la que muchos weight watchers se apegan a dietas vegetarianas. Además de añadir a la pérdida de peso, las dietas vegetarianas dan muchos avances para un excelente bienestar. Esta dieta comprende la mayor parte de las comidas crecidas del suelo. Estos segmentos son altos en nutrientes y fibras que guían a la absorción y limpian el estómago. Esta dieta de pérdida de peso adicionalmente sigue una regla de "no-carne" para que el vegetariano pueda obtener su porción de proteína diaria del tofu o las nueces. Muchos individuos están encantados con las dietas vegetarianas por que viablemente los empoderan para adelgazar. Mientras tanto, este tipo de comida hace que el cuerpo y la piel estén extremadamente saludables. Adicionalmente anticipa el peligro de crear insuficiencias ya que los primeros segmentos de la dieta tienen todos los nutrientes y minerales esenciales que el cuerpo necesita.

Con los programas de pérdida de peso, los individuos que necesitan disminuir su peso no pueden estresarse. Entenderán, sin duda, que lograr su figura de fantasía en verdad es simple. Hay incontables proyectos de dietas para ver, así que asegúrate de descubrir el que apreciarás a la larga. Con estas dietas, no estarás exactamente a un paso de adelgazar y obtener el hermoso cuerpo que quieres.

Capítulo tres

Encuentra el Mejor Programa de Pérdida de Peso

Los programas de pérdida de peso, alimentación, administración y artículos. No es nada sorprendente que encuentres varios programas de adelgazar y otros de pérdida de peso en este sector de negocios prospero.

Con la entrada de cuentas de calorías de moda prevalente, regímenes de ejercicios únicos y toda la ciencia basura, no será simple para una gran porción de nosotros reconocer un excelente programa de pérdida de peso de los malos programas de reducción de peso. No hay análisis científicos amplios para varios programas de pérdida de peso. De cualquier manera, ubicamos un par de investigaciones científicas que llevan a muchos programas de pérdida de peso, lo cual es opuesto a apoyar un programa de peso específico.

Sin análisis científicos, si descubres que la mayor parte de las fuentes oficiales concurren en un programa de fisicoculturismo en particular, entonces con seguridad puedes calificar ese programa como el mejor programa de fisicoculturismo. Para la ventaja más significativa de tu salud física, no hay duda de que tienes que perder la grasa extra. Has obtenido este exceso de grasa debido a tu estilo de vida pobre y tu terrible patrón de dieta. Puedes disminuir tu grasa adicional al seguir el mejor plan para estar saludable.

¿Cuál es el mejor plan para estar saludable? La mejor idea para estar saludable es que, lo que sea efectivamente razonable, balanceado y adaptable – es un programa válido, con el cual puedes desear quedarte.

¿Cuál es el componente de la pérdida de peso? En hipótesis, el instrumento de la pérdida de peso es directo. Las calorías dictan nuestro peso corporal general, devoramos las calorías que consumimos. Pondrás un tonelaje cuando gastes muchas más calorías de las que consumes. Así que también te pones en forma si comes menos calorías y consumes más calorías.

No todo es tan básico, conozco varios individuos que se ejercitaban día a día y comían admirablemente pero, aun así, a la vez se quejaban de que no perdían peso. Esa es la razón por la que debes seguir el mejor programa de pérdida de peso.

Tipos de programas de pérdida de peso

Hablando comprensivamente, hay tres tipos de programas de fisicoculturismo.

1. Programas de pérdida de peso de hazlo sin la ayuda de nadie: Este tipo de programas de pérdida de peso están favorecidos por los individuos animados, quienes tienen casi ninguna oportunidad de ir al centro o institución recreacional. Este tipo de aplicación puede hacerse solo en casa o con la ayuda de alguien. Dependen entusiastamente de los libros, crónicas y otros materiales para el curso.

2. Planes de mejora de salud no clínicos: Este tipo de proyectos de ponerse saludable son muy recomendado por los expertos. Tienes que seguir sus premisas para ir paso a paso de tres o sientes días para la reunión. Adicionalmente usan libros de pérdida de peso y dietas distintivitos. Monitorearán tu pérdida de peso y te darán avisos referentes a tu patrón de dietas y tu rutina de alimentación.

3. Programas de pérdida de peso clínicos: Este tipo de programas de pérdida de peso se hacen generalmente en clínicas de emergencia u otras unidades de cuidados de salud. Este programa se receta para individuos con sobrepeso extremo. La pérdida de peso se monitorea por asistentes médicos, médicos, terapeutas y los dietistas.

Antes de encontrar el mejor plan de mejora de salud, necesitas escoger que tipo de programa de pérdida de peso es apropiado para ti. En ese punto empieza a investigar el programa de pérdida de peso que se ajuste mejor a ti.

Escoge ese programa de pérdida de peso, el cual tiene programas de ejercicios implícitos y además acentúa los cambios de estilo de vida. Esto te asistirá con perder peso y mantenerlo alejado por más tiempo y a la vez, asimismo te mantendrá en forma y saludable. Es tu salud. En este contexto, haz tu tarea y encuentra los mejores programas de pérdida de peso para ti. El mejor programa de pérdida de peso no te pide cambiar la propensidad de alimentos. No pide que te unas a un centro de recreación elegante o te enlistes a un coach para estar en forma.

Comidas de Pérdida de Peso

Ponerse en forma con los alimentos de pérdida de peso más dominantes es directo y convincente. La verdad es más extraña que la ficción, y no hay NUNCA una razón persuasiva para tomar las sospechosas pastillas de régimen alimenticio, o intentar algún plan de control de peso peculiar. La Madre Naturaleza nos da todos los elementos de pérdida de peso y salud que TU necesitas.

Los absolutamente mejores y convincentes artículos adelgazadores disponibles hoy, contienen una porción de estos increíbles alimentos de pérdida de peso. ¡Supongo que es eso los que los ha hecho tan útiles en cualquier caso!

Además, esto también es una zona de Desarrollo extraordinario. Por ejemplo, la innovación es consistentemente avanzar para que tengamos la opción de tomar ciertas super comidas que son conocidas que nos ayudan a perder peso en una organización particular o tener la oportunidad de desprenderse de un compuesto en los alimentos. ¡En este modelo, discutimos un complejo segregado, que presentemente nos permite cuadrar el 82% de los carbohidratos que gastamos!

De hecho, no es extraordinario, si lees detenidamente la página en busca de sutilezas de este salto hacia delante de pérdida de libras. Cuando compres un artículo para perder peso, es VITAL que comprendas que contiene tu artículo. ¡Investiga persistentemente tus guarniciones y conoce correctamente que estás comprando para asegurar la mejor reducción de peso para ti!

Igualmente, para perder libras, tendrás tu diversidad de sustancias tóxicas, gastar grasas y calorías incluso más razonables, extendiendo tu absorción e impulsando tu imperatividad. Podrás, asimismo, al poner activos en tu futura salud y ¡tu peso permanecerá alejado!

1. Cultivos del océano

Por alrededor de 200 años nos hemos dado cuenta que los cultivos del océano son útiles para ponerse más en forma y además ayudan a la digestión.

De todas maneras, en la exploración continua, los científicos han tenido la opción de recluir un pensamiento profundo e institucionalizado un complejo de glicoproteínas obtenido de una fuente de algas concentradas, el cual está clínicamente comprobado que baja la ingesta de hasta 82% de los almidones.

Actualmente se están estableciendo artículos innovadores accesibles que contienen este complejo de cultivo del océano, para cuadrar 82% de los carbohidratos que consumes, ¡llevando a una sensacional pérdida de peso!

2. Té Verde

El Té Verde es excesivamente viable para ayudarte a ponerte más en forma y forma parte de muchos artículos de pérdida de peso demostrados y útiles. Es un eliminador de grasa convincente, tal como estar cargado con refuerzos de células no usuales, los cuales drenan al cuerpo de venenos. El té verde adicionalmente apaga tu hambre y aumenta tu digestión.

3. Bayas Asaí y Maqui

¡Las bayas asaí y maqui son los refuerzos de células más dominantes conocidos por el hombre! Cuando comes suplementos de bayas asaí o maqui, los refuerzos de células toman control del cuerpo, lo cual desintoxica el cuerpo, limpia los caminos metabólicos y en su mayoría le da a tu cuerpo un buen ajuste general.

Tu digestión aumentará y tu cuerpo trabajará más proficientemente, implicando que tu cuerpo nunca más estará inclinado a almacenar grasa, tu asimilación asimismo mejorará, así que no más sentirse hinchado o lento. También se sabe que consumir bayas de Asaí o Maqui aumentan la calidad de la piel y el cabello.

4. Guiso

Es científicamente sabido por un par de décadas que el guiso de frijoles (o pimientos como también se conocen), es muy viable para la pérdida de peso. El guiso es un exterminador de grasa increíble; expande la digestión y además apaga el anhelo.

En cualquier caso, no ha sido hasta este punto y la innovación ha sido puesta para empoderarnos para tomar el guiso en una estructura de mejora. Esto ha hecho mucha energía en los medios, con el envío de algunos artículos esenciales que derriban esta innovación.

5. Comidas de Pérdida de Peso - Hoodia

Hoodia es una planta diferente del desierto del Kalahari, la cual es comida por las Tribus Sans de África. Hoodia es un alimento clínicamente demostrado para la pérdida de peso que disminuye el hambre extraordinariamente y disminuye la ingesta de calorías hasta 2000 calorías al día. Es, asimismo, fundamental para disminuir la grasa corporal.

¿Qué es la dieta DASH? DASH representa (Aproximaciones de Dietas para Detener la Hipertensión, en español). Es un término colectivo utilizado por médicos en todas partes a través de los Estados Unidos. Principalmente incluye una dieta que consiste en comidas que se han demostrado que bajan la hipertensión. La dieta DASH adicionalmente requiere la minimización de comidas que son espectaculares para añadir a la hipertensión también.

La dieta DASH no está caracterizada por usar ningún medio y consecuentemente es expansiva en sus diferentes ejecuciones. En cualquier caso, las reglas de la dieta DASH para individuos con hipertensión ha aparecido para empoderarlos para bajar su presión arterial en solo semanas, con mejoras drásticas en períodos de solo medio año con la dieta DASH. Esta mejora drástica ha entrado, se ha expandido y ha procedido con la utilización de la dieta DASH por médicos en toda la nación.

Los segmentos de la dieta DASH son fundamentales y no son nada difíciles de perseguir. Los principales contribuyentes para bajar la presión arterial de los participantes son productos naturales, vegetales, semillas y nueces. El colesterol alto, fibra y calorías negativas también son partes significativas de una dieta muy ajustable y saludable. El aceite de oliva también está empoderado y parece contribuir a disminuir la presión arterial con concentrados a través de las naciones del Mediterraneo y sus ocupantes que utilizan el aceite de oliva a diario.

Otro desarrollo positivo de la dieta DASH expresa las cosas bajas en grasas de la dieta americana. Por ejemplo, la dieta DASH receta artículos lácteos bajos en grasa y carnes magras, por ejemplo, aves de corral y pescado. Actualmente, algunos pescados contienen mucha más cantidad de grasa que otros, así que es importante que ajustes tu ingesta entre los dos. También, ¡los pescados con más grasas son progresivamente más costosos y por mucho! Por último, es importante que consumas ciertos elementos de granos enteros todos los días. Desayunar cereal es un arreglo prevaleciente, tal como las barras de granola como bocadillos entre las cenas.

El avance esencial en la dieta DASH es limitar las comidas y cosas que añaden a la hipertensión. Los contribuyentes principales a la hipertensión son la inercia, exceso de sodio, exceso de licor, exceso de peso corporal, y déficit de magnesio, potasio y calcio. Si asimismo viste, las comidas de la dieta DASH son comidas adicionales que están sugeridas en las dietas de reducción de peso. El motive por el cual estas comidas se encuentran en la dieta DASH y dietas de reducción de peso es por la forma en la que muchas personas con hipertensión generalmente tienen sobrepeso. El mejor tratamiento para la hipertensión, revelado por la mayoría de los médicos es la reducción del peso.

Una de las dietas más cercanas que puedes contrastar con la dieta DASH es la dieta Vegana. "Haz que la Dieta Vegetariana Funcione Para Ti", lo cual aclara las ventajas y uso de las comidas Veganas hacia tu bienestar. Una gran cantidad de las comidas que ves recetadas en la dieta DASH son nuevas comidas que son parte de la dieta Vegana, lo cual aclarará la forma en que los Veganos están por todas partes cada cierto tiempo determinados a tener hipertensión.

La documentación adecuada sobre la dieta DASH es accesible desde tu doctor, tal como unas pocas fuentes de dietas en línea. Recetaría preguntar acerca de las comidas de la dieta DASH y comenzaría a arreglar tu dieta diaria alrededor de ellas de inmediato. Las ventajas médicas que verás con la presión arterial disminuida son imperativas en el presente para un mejor bienestar y prosperidad; de todas maneras, es esencial a la larga. La dieta DASH estirará tu vida debido a la impotencia de tu armazón de trabajar por un tiempo considerable bajo más presión de la cual está destinado.

Escoger los Planes de Comidas Adecuados para la Pérdida de Peso

Comenzar tu viaje para estar en forma comienza con seleccionar los planes de comida correctos para la pérdida de peso. Cambiar tu rutina de alimentación es vital para que puedas devorar menos calorías de las que consumes para adelgazar. Es ideal para obtener una rutina de alimentación que te dará todos los suplementos que necesitas con el objetivo de que no experimentes los efectos de sentirte enfermo de una falta de alimentos saludables o pongas en peligro tu bienestar.

Escoger los planes de comida correctos para la pérdida de peso decidirá si eres competente en adelgazar y mantenerlo alejado. Es vital seleccionar un arreglo que sea manejable a largo plazo. Esto implicará que tu estilo de vida debe cambiar para siempre. Escoge un arreglo que se ajuste a tu estilo de vida sin sobreforzarte para que más probablemente puedas cuidarlo. Por ejemplo, si se te pide que comas muchos alimentos crujientes y crudos y no tienes un nuevo mercado cerca de ti, puede que necesites buscar un plan de alimentación que ofrezca opciones con el objetivo de que puedas mantener el acuerdo. Asimismo también debes escoger un método que puedas mantener. Si te gustan los antojos dulces y snacks con azúcar, es ideal buscar un plan de alimentación que te permita tener estos antojos ocasionalmente en vez de uno que te los prohíba. Este es un caso donde no tienes la oportunidad de comer los antojos a veces, puedes atiborrarte de ellos lo que puede entorpecer tus acuerdos.

Algo más en lo que pensar mientras escoges el plan de alimentación correcto es escoger un arreglo que te permita ponerte más en forma en un ritmo gradual. El propósito detrás de esto está con el objetivo de que la pérdida de peso no sea muy rápida, lo que pueda resultar en dificultades de bienestar. La pérdida de peso rápida adicionalmente lleva a pérdidas de agua almacenada en el cuerpo y pérdida de músculos y cuando sales del plan de comidas, rápidamente recuperas el peso que has perdido y en algunos casos significativamente más. La pérdida de peso recetada cada semana está por mucho en el rango de una a dos libras. El arreglo que escojas debe asimismo tener la capacidad de satisfacer las calorías.

Escoger los planes de comida correctos para la pérdida de peso es vital, así te das cuenta de que alimentos son esenciales y como comer decente y constantemente. Esto es con el objetivo de que puedas hacer cambios a largo plazo a tus patrones de dietas los cuales resultaran en pérdidas de peso a largo plazo. Adicionalmente necesitas escoger un plan de alimentación con alimentos que te comprometan y te gusten para que puedas mantener los correctos patrones de dietas.

Mientras escoges los planes de comida correctos para la pérdida de peso considera asimismo el gasto y la accesibilidad de alimentos y guarniciones que están contenidos en el plan de alimentación así que si una comida no es adecuadamente accesible o no puedes mantener el costo a la larga, puedes escoger un arreglo escogible.

Planes de Comidas para Consejos de Pérdida de Peso

Si esperas encontrar algunos planes de comidas para la pérdida de peso, en ese punto no solo necesitarás encontrar uno que se enfoque alrededor de la medida de calorías gastadas sino el tipo de calorías también. Ciertamente, casi todos los que de verdad necesitan perder grasa necesitan concentrarse en su alimentación de la misma manera, sino que más que su programa de preparación. La mayoría no le importa lo que están comiendo y en vez intentan perder grasa ejercitándose pero en realidad tu régimen alimenticio va a darte la parte más importante de tus resultados.

Hay varios regímenes alimenticios efectistas ahí fuera, y en verdad, si bajas tu nivel de uso de calorías y eliminas las comidas no deseadas, puedes perder grasa rápidamente. La moda más común es comer menos carbohidratos y depender de un tipo de artilugios ya que parecerá entretenido ser el comprador y estarán atados a obtenerlo. La aproximación más efectiva para perder peso para siempre será comenzar a siempre devorar alimentos saludables en cantidades moderadas. La gran mayoría comienza comiendo menos comida chatarra; sin embargo, al final, caen en una cantidad excesiva de errores que los lleva directamente de nuevo a donde comenzaron.

Una de las grandes mezclas que hacen los individuos al seguir planes de comidas que esperan ponerse en forma es que limitan severamente su uso de calorías. Esto puede permitirte perder algo de peso mientras tanto; sin embargo, a largo plazo, terminarás atiborrándote con tu régimen alimenticio y perdiendo todo el laborioso trabajo que acabas de experimentar. El misterio es comer una cantidad moderada de calorías, para que no pases hambre y asegures que esas calorías se originan de fuentes de alimento dependientes.

Asegúrate que los planes de alimentación que estés esperando utilizar estén en su mayoría compuestos de alimentos completos que no hayan sido procesados y hayan tenido guarniciones de contrabando con ellos. Esto implica que necesitarás sacar una gran cantidad de malos azúcares de tu régimen alimenticio, por ejemplo, pasta, espagueti, pasta y pizza. Además, concéntrate alrededor de las carnes magras, vegetales, comidas crecidas del suelo y nueces. Adicionalmente, será un plan ingenioso construir un plan de alimentación que los haga comer cada tres o cuatro horas ya que te ayudará a mantener los niveles de glucosa estables para que puedas maximizar tu consumo de grasa.

Idealmente, has descubierto algunos consejos útiles que te ayudarán a encontrar o mejorar un plan de comida para la pérdida de peso. La clave es encontrar un plan de comida que puedas seguir a largo plazo y no te agotes. Será un plan original comprender los estándares mostrados en un plan de comida efectivo para que puedas recrearlo con diferentes fórmulas para mantenerlo nuevo. Esto no solo prevendrá el agotamiento, sin embargo, puedes mantener tus programas de alimentación divertido para que estés atado a la larga.

Una Lista de Comidas Amigables para la Pérdida de Peso

Comenzar tu viaje para estar en forma comienza con seleccionar los planes de comida correctos para la pérdida de peso. Cambiar tu rutina de alimentación es vital para que puedas devorar menos calorías de las que consumes para adelgazar. Es ideal para obtener una rutina de alimentación que te dará todos los suplementos que necesitas con el objetivo de que no experimentes los efectos de sentirte enfermo de una falta de alimentos saludables o pongas en peligro tu bienestar.

Escoger los planes de comida correctos para la pérdida de peso decidirá si eres competente en adelgazar y mantenerlo alejado. Es vital seleccionar un arreglo que sea manejable a largo plazo. Esto implicará que tu estilo de vida debe cambiar para siempre. Escoge un arreglo que se ajuste a tu estilo de vida sin sobreforzarte para que más probablemente puedas cuidarlo. Por ejemplo, si se te pide que comas muchos alimentos crujientes y crudos y no tienes un nuevo mercado cerca de ti, puede que necesites buscar un plan de alimentación que ofrezca opciones con el objetivo de que puedas mantener el acuerdo. Asimismo también debes escoger un método que puedas mantener. Si te gustan los antojos dulces y snacks con azúcar, es ideal buscar un plan de alimentación que te permita tener estos antojos ocasionalmente en vez de uno que te los prohíba. Este es un caso donde no tienes la oportunidad de comer los antojos a veces, puedes atiborrarte de ellos lo que puede entorpecer tus acuerdos.

Algo más en lo que pensar mientras escoges el plan de alimentación correcto es escoger un arreglo que te permita ponerte más en forma en un ritmo gradual. El propósito detrás de esto está con el objetivo de que la pérdida de peso no sea muy rápida, lo que pueda resultar en dificultades de bienestar. La pérdida de peso rápida adicionalmente lleva a pérdidas de agua almacenada en el cuerpo y pérdida de músculos y cuando sales del plan de comidas, rápidamente recuperas el peso que has perdido y en algunos casos significativamente más. La pérdida de peso recetada cada semana está por mucho en el rango de una a dos libras. El arreglo que escojas debe asimismo tener la capacidad de satisfacer las calorías.

Escoger los planes de comida correctos para la pérdida de peso es vital, así te das cuenta de que alimentos son esenciales y como comer decente y constantemente. Esto es con el objetivo de que puedas hacer cambios a largo plazo a tus patrones de dietas los cuales resultaran en pérdidas de peso a largo plazo. Adicionalmente necesitas escoger un plan de alimentación con alimentos que te comprometan y te gusten para que puedas mantener los correctos patrones de dietas.

Mientras escoges los planes de comida correctos para la pérdida de peso considera asimismo el gasto y la accesibilidad de alimentos y guarniciones que están contenidos en el plan de alimentación así que si una comida no es adecuadamente accesible o no puedes mantener el costo a la larga, puedes escoger un arreglo escogible.

Planes de Comidas para Consejos de Pérdida de Peso

Si esperas encontrar algunos planes de comidas para la pérdida de peso, en ese punto no solo necesitarás encontrar uno que se enfoque alrededor de la medida de calorías gastadas sino el tipo de calorías también. Ciertamente, casi todos los que de verdad necesitan perder grasa necesitan concentrarse en su alimentación de la misma manera, sino que más que su programa de preparación. La mayoría no le importa lo que están comiendo y en vez intentan perder grasa ejercitándose pero en realidad tu régimen alimenticio va a darte la parte más importante de tus resultados.

Hay muchos planes efectistas de control de peso allá fuera, y en verdad, si bajas tu uso de calorías y distribuyes los alimentos no deseados, puedes perder grasa rápidamente. La forma más común se abstiene de depender de la comida en un tipo de artilugio ya que parece entretenido para el comprador y estarán atados a tenerlo. La aproximación más efectiva para perder peso para siempre será comenzar a siempre devorar alimentos saludables en cantidades moderadas. La gran mayoría comienza comiendo menos comida chatarra; sin embargo, al final, caen en una cantidad excesiva de errores que los lleva directamente de nuevo a donde comenzaron.

Uno de los grandes errores que cometen los individuos cuando siguen planes de dieta para ponerse en forma es que seriamente confinan su uso de calorías. Esto puede permitirte perder algo de peso temporalmente, pero, a largo plazo, terminarás atiborrándote en tu régimen alimenticio y fijando todo el trabajo laborioso que justo experimentaste. El misterio es comer con medidas moderadas de calorías, para que no pases hambres y te asegures que esas calorías vengan de fuentes alimenticias estables.

Asegúrate que los planes de comida que esperas utilizar generalmente estén compuestos de alimentos completos que no hayan sido procesados o tengan añadiduras falsas. Esto implica que tendrás que matar una gran cantidad de azúcares de tu rutina de alimentación, por ejemplo pasta, espagueti, pan y pizza. En vez de eso, concéntrate en comer carnes magras, vegetales, productos del suelo, nueces. Asimismo, es un buen plan construir un plan de comidas que te haga comer cada tres o cuatro horas ya que ayudará a mantener los niveles de glucosa estables para que puedas maximizar el consumo de grasa.

Idealmente, haz descubierto algunos consejos útiles que te ayudarán a encontrar o mejorar un plan de comida para la pérdida de peso. La clave es encontrar un plan de comida que puedas seguir a largo plazo, y no te deje exhausto. Será un plan profundo para comprender los estándares mostrados en un plan de comida efectivo para que puedas reproducirlo con diferentes fórmulas para que puedas mantenerlo nuevo. Esto no solo anticipará el cansancio, sino que mantendrá tu programa de alimentación divertido para que estés propenso a apegarte a largo plazo.

Planes de Comida para Perder Peso – 3 Planes de Comidas que Puedes Iniciar Ahora

Considerándolo todo, ¿piensas que es concebible tener planes de comidas esenciales para adelgazar y permanecer sólido? ¿Algo que no debe ser confundido con búsquedas difíciles? ¡Vengo a decirte que Sí! Es concebible. ¿Cómo? Continúa entendiendo y te demostraré cómo.

Estoy dando algunos diseños de comidas que no solo te permitirán lograr tus objetivos de bienestar sino también ayudarte a la reducción de peso. De hecho, eso es válido; no necesitas pasar hambre para consumir grasa. Puedes comer bien y todavía así ponerte en forma.

Bueno, aquí hay tres planes de dietas que garantizo.

Desayuno

Antes de componer los regímenes alimenticios, déjenme decir esto, las proteínas tienen que ser una parte de tus comidas y el desayuno no puede ser la excepción.

Unas cosas que deben ser incorporadas a los desayunos son huevos naturales, crema, mantequilla de maní cacera o pescado ahumado. Estos son fundamentales para un desayuno saludable. Incluye carbohidratos del tipo de vegetales, avena, frutas o pan de granos.

Está bien, sin más preámbulos, aquí están las tres intenciones de comidas para adelgazar para el desayuno:

- Una manzana verde y salmón ahumado con trozos de tomate.

- 1/2 Toronja con dos huevos duros y una rebanada de tostada de granos.

- Margarina de almendras con avena, la cual puede endulzarse con Stevia para mejorarla y acompañada de bayas frescas.

Almuerzo

Una vez más, tienes que incluir proteínas en todas las comidas. La aproximación más directa para almorzar proteínas es guardar las sobras de las cenas de las noches. Trozos de pollo y bocados de pescado, todos son increíbles fuentes de proteínas. Solo inclúyelos en tu almuerzo con platos mezclados con cosas verdes.

Esta bien, los tres planes de comida son:

- Vegetales cocidos o un plato verde de cosas verdes mezcladas con una hamburguesa magra con champiñones y arroz oscuro, incluye una naranja y ten un almuerzo increíble.

- Brócoli con sobras de piernas/alas de pollo y 1/2 batata.

- Tilapia calentada con espinaca salteada, la porción de mezcla de verdes y garbanzos. Incluye vinagre y aceite como aderezo. Come 1/2 piña después de eso.

Cena

Con la cena, la gran mayoría tiene más tiempo que para el desayuno o almuerzo. Por lo tanto, puedes invertir un poco de energía y ser creativo con tu última comida del día. Puedes ajustar fórmulas que requieran un breve período. Incluye continuamente guarniciones saludables, o no perderás libras ni permanecerás o te pondrás sólido. Por lo tanto, recuerda incorporar almidones y proteínas en tu cena también.

Pasta de arroz y albóndigas de buey salvaje con brócoli salteado.

La porción verde mezclada, aceite y vinagre como aderezo con salmón asado con espárragos. Puedes alinear eso con la nueva porción de frutas de mezclas verdes.

O luego de nuevo puedes ir por una ensalada mejicana, la cual se hace con carne molida con lechuga y tomate. Añádele a eso guacamole y arroz oscuro.

¡Los bocados están aquí!

Te escucho decir, ¡qué! Los planes de mejora de salud dicen que nada de bocadillos. Te dejé saber al comienzo que comeremos, nos pondremos en forma y permaneceremos saludables.

Dame la oportunidad de aclarar por qué necesitamos los bocadillos (no el anhelo que muchas personas tienen). Si tienes hambre por mucho tiempo termina siendo difícil seguir los propósitos de comida para adelgazar. Adicionalmente, con un apetito retrasado, terminarás llevándote a comer como cerdo alimentos de baja calidad. De esta manera, mantén una adyacencia estable de bocadillos. En este contexto, no estarás anhelando y no tendrás bajos niveles de glucosa.

Tres comidas que sirven como tentempiés espectaculares son:

- Requesón y piña.
- 1/2 manzana con 2 cucharaditas de margarina de almendras.
- Mezcla Trail con almendras, nueces, frutos secos y semillas de calabaza.

Solo con seguir estos planes de comidas puedes ponerte en forma y volverte y permanecer saludable sin abstenerte de la ingesta de comida en exceso. De esta manera, sigue estas intenciones de comida para ponerte en forma.

Capítulo Cuatro

Comidas para la reducción de Peso - ¿Ya Comenzaste tu Plan de Comidas para Perder Peso?

La forma de comenzar tu propósito de comida para ponerte en forma es mantenerlo básico. En ese punto, no es más difícil planear las comidas de reducción de peso de lo que es obtener diferentes comidas listas. La parte problemática puede ser planear las comidas si te has acostumbrado a comprar comidas para llevar o comidas preparadas, y recolectar, eso es parte del motivo por el que has ganado peso.

Entonces, puede que te moleste un poco, sin embargo, al tener una existencia estable y ponerte más en forma son objetivos ventajosos y cualquier meta beneficiosa acompaña unos pocos gastos. En cualquier caso, dares una idea en un propósito de comida para perder libras para ser un pequeño costo que pagar. Aquí hay algunas reflexiones que pueden ayudar.

Compra Comidas de Pérdida de Peso

Debes comprar comida, entonces por qué no solo compras los mejores alimentos para perder libras. Como guía, compra comidas regulares y naturales donde puedas. En vez de comprar avena para el desayuno que sea alta en azúcar y tenga pocos nutrientes, compra avena o granola natural, compra pan integral en vez de blanco, compra azúcar gruesa en vez de azúcar refinada. Algunos expertos del bienestar sugieren que evitemos los alimentos "blancos" – la comida blanca, azúcar blanca, harinas blancas, sal, leche – y eso no es un mal consejo.

Revisa las Etiquetas

Cuando compres semana a semana, revisa los nombres. Aléjate de comidas en combo con altos azúcares o mucha sal o muchas grasas. Dónde puedas escoge lo crujiente y saludable. Es similarmente tan simple comprar estos alimentos. Las frutas frescas y vegetales son alimentos extremadamente de plan b. Es tan natural comer unos bocados de fruta fresca con tu desayuno o una manzana después del almuerzo o entre las comidas. No es nada difícil añadir unos pocos vegetales a una comida. No es nada difícil planear y es rápido y directo de cocinar y te permitirán ponerte más en forma.

Incorpora Proteína Donde Puedas

Cuando compres, considera los alimentos con proteínas y comprométete a tener algo de proteína con cada comida. Esto implica que comprarás carnes magras, huevos, frijoles, granos enteros y nueces. Ahora comprarías estos alimentos con una estructura. Solo debes asegurarte de escoger la diversidad estándar y robusta donde puedas.

En ese punto, deberías establecer los alimentos. En cualquier caso, puedes hacer esto casi sin propósito al disponer tiempo para hacerlo. Puedes pensar que esto es bastante problemático. Quizás, pero sin embargo, ¿no lo es más aguantar la sobreabundancia de la grasa del estómago que intentas perder? ¿No es más molesto que descubrir prendas que son aceptables o te hagan ver más delgado?

En este punto debes tener un plan de comida sin saberlo. Si eres madre de familia o el que está a cargo de las comidas en la casa, hay una buena probabilidad de que comiences a considerar la cena a primera hora de la mañana. Incluso puedes planear las comidas con un par de días de anticipación. No es más difícil que reconocer las comidas de reducción de peso.

Comienza con reemplazar lo no deseable, los alimentos que crean grasa en tu carrito de compras con contrapartes convencionales. En ese punto, prueba una comida que tenga la intención de adelgazar usando esas guarniciones. Dará mérito al esfuerzo ya que estarás compensando con bienestar y menos grasa.

Guía General Para Un Plan De Dieta de Pérdida de Peso Rápido

Cualquiera que sea tu razón para establecer un plan de dieta de reducción de peso rápido – sin importar si es para verte más delgado y deseable para mostrarte o para perder la sobreabundancia de grasa antes de un desafío de entrenamiento – es esencial pasar por un par de reglas imperativas como principal prioridad al hacer sentido de tu plan de dieta de pérdida de peso rápido. Estas reglas te permitirán tener un régimen alimenticio decente y dependiente para perder libras con éxito, rápido y seguramente.

1. Garantiza que tu rutina de alimentación esté ajustada y completa.

Tu plan de dieta de reducción de peso rápido tiene que ser comprensivo. Tomar una dieta de "pasar hambre" o depender de pastillas y tabletas para un consumo de grasa más rápido no será un método saludable para lograr la reducción de peso. Tener un régimen de alimentación bueno y complete es la aproximación ideal para garantizarlo. ¿No estoy dando sentido a una rutina de alimentación honesta y completa? Tu plan de dieta de pérdida de peso diario debe comprender todos los principales grupos de alimentos como almidones, productos del suelo, proteínas, grasas, minerales y agua. Esto garantizará que los poderes de energía adecuados sean accesibles con actividades diarias, suficientes proteínas son logrables para el desarrollo y guarniciones, y que suficiente fibra, grasa y agua estén disponibles para las capacidades vitales de los humanos.

2. Ten comidas de visita pequeñas e incrementales.

Después tienes que planificar tus fuentes de datos de dietas, tu ingesta de alimentos debe estar aislada en pequeñas comidas de más de 5-6 comidas en un día, en vez del desayuno, almuerzo y cena estándar. Las pequeñas comidas toman en consideración una asimilación más directa e ingesta del cuerpo, garantizando por lo tanto que todos los suplementos no se malgasten. Las investigaciones han mostrado que los individuos que comen progresivamente comidas de visita pueden comer más grasa y permanecer menos grasosos que los individuos que comen tres veces al día. En el punto donde hay un largo intervalo entre las comidas, una hormona llamada ghrelina es secretada al cuerpo. Esta hormona, también llamada "hormona del hambre", obstaculiza la digestión de grasa y expande el anhelo. Esto puede causar que se coma de más lo que puede llevar a ganar más peso. De nuevo, las comidas de visita mantienen los niveles de azúcar consistentes y disminuyen los niveles de ghrelina lo cual es útil para el uso de grasa.

3. Aléjate de las rutinas de alimentación altas en grasa.

Para un individuo ordinario que planea ponerse en forma a través de patrones de dieta adelgazantes, es crítico disminuir la ingesta de grasas y nutriciones no saludables como azúcares. Hay dos motivos para esto. El principal objetivo de tu plan de dieta de reducción de peso rápido es ponerte en forma a través de un mayor uso de grasa. Disminuir por lo tanto la ingesta de grasas y calorías implicará que menor combustible de energía es accesible para que el cuerpo lo utilice. El producto final es que la organización progresivamente usará los almacenes de grasa del cuerpo para combustible. Además, cualquier exceso de grasa o ingesta calórica puede ser efectivamente cambiada a almacenamientos de grasa en el cuerpo si los niveles de acción no son adecuados para consumir estas clases de alimentos. Por lo tanto es importante alejarse de tales ingestas altas en grasa en tu plan de dieta de reducción de peso rápido.

4. Aumenta el consume de fibra.

Expandir el consumo de fibra al comer más comidas con hojas tiene tres puntos de interés en un plan de dieta de reducción de peso rápido. Uno, remata el espacio limitado del estómago al principio por los almidones. En este contexto, el nivel de ghrelina será menor, llevando a un mejor uso pesado una vez más. Dos, los minerales y suplementos que inagotablemente se encuentran en las comidas crecidas del suelo mejoran la absorción y otras capacidades reales las cuales ayudan a la reducción de peso. Tercero, los productos del suelo contienen sustancialmente menos calorías que la mayoría de los productos orgánicos por lo tanto bajan la probabilidad de acumulación de grasa en el armazón del cuerpo.

5. Come gradualmente.

Tener organizado un plan de dieta de reducción de peso legítimo, actualmente es esencial entender que comer gradualmente ayudará a la reducción de peso. Hay una explicación racional para esto. Las investigaciones han demostrado que toma alrededor de veinte minutos para que nuestro cerebro se de cuenta de que nuestro estómago está lleno y por lo tanto no requiere más alimentos. Cuando nos tomamos tanto tiempo como sea necesario para comer, no solo exclusivamente la absorción será progresivamente productiva, sino que cuando se agote el tiempo, la mente enviará un mensaje de "lleno" al cuerpo para que se retrase o deje el consumo de alimentos. Esto ayudará con la reducción de peso.

Para garantizar que tu batalla de reducción de peso sea fructífera, tu plan de dieta de reducción de peso rápido tiene que seguir las reglas como se describieron anteriormente, tanto como se espere. Por último, necesitamos perder peso para sentirnos y rendir mejor. No hay motivos para tener estrategias que consideren la reducción de peso rápido, pero no estén respaldadas por la naturaleza. Tu bienestar hacia el final es generalmente esencial. En este contexto perdiendo libras apropiadamente.

Plan de Dieta de Pérdida de Peso Rápido – Pierde Peso Rápidamente Con Uno de los Mejores Planes de Dieta

Es excepcional conseguir un plan de dieta de reducción de peso. Aunque no hay una idea fantástica de ponerse en forma como una rosa a término medio, hay estructuras de dietas que te empoderan a perder libras rápidamente en una a tres semanas dependiendo de dos o tres componentes sobre ti mismo. Una gran cantidad de individuos que busquen un método rápido para disminuir de peso rápidamente genuinamente necesitan una rutina de alimentación que funcione y sea estable, en cualquier caso. Un programa de dietas de reducción de peso no se basa principalmente en perder peso por pasar hambre. Pasar hambre para ponerse en forma no es deseable. Sugiero que continúes leyendo detenidamente para encontrar la mejor dieta de reducción de peso.

Mejores Programas de Dietas de Pérdida de Peso Rápido en Línea

Los 4 idiotas de la pérdida de peso: Este es un campeón entre los programas de dietas esenciales descargados de la web. En el último par de años, los cuatro burros de la pérdida de peso han estado dominando en línea en la industria de reducción de peso como un destacado entre los mejores diseños de rutinas de alimentación para la reducción de peso rápida. Varias personas han usado este programa y perdido libras, y esa probablemente sea una motivación tras el por qué los cuatro imbéciles percances de la grasa prevalecen. Entonces, ¿de qué trata este programa? Los cuatro idiotas dependen en una idea de "Cambios de Calorías" en vez de comer bajos en carbohidratos, bajos en grasa o bajos en calorías. El movimiento de las calorías no está conectado con pasar hambre tu tampoco. Espera cambiar la proporción de alimentos como proteínas, azúcares y grasas. Los cuatro idiota de la pérdida de grasa certificablemente no es una dieta baja en carbohidratos, sin embargo tiene un área de control que controla las calorías y carbohidratos que gastas para que prácticamente no comas nada que necesites en cualquier tasa.

Los propósitos principales tras mover las calorías son permitir que la digestión se aclimatarse a tu régimen alimenticio y además no cansarse de comer siempre las mismas comidas. Cuando usas la estrategia de movimiento de calorías, por ejemplo, la que se encuentra en este programa de dieta de reducción de peso rápido, aceleras tu digestión y siempre la mantienes alta. Los productos finales consumirán una mayor cantidad de calorías de las que puedes sospechar. Los cuatro idiotas de la pérdida de grasa adicionalmente tienen un generador en línea de cenas que te da la oportunidad de escoger los alimentos que te gusten del resumen que tengan una gran diversidad de alimentos sólidos. Este programa de reducción de peso rápido en línea es elemental de seguir y los procedimientos que están bosquejados dentro del programa en si mismo están probados que funcionan. Los cuatro idiotas de la pérdida de grasa son admirables de intentar y mi solitario análisis es que no enfatiza el ejercitarse. Este programa ate puede permitir perder libras rápidamente; sin embargo, es significativamente mejorado cuando se une con un régimen de ejercicios esencial. Los casos de los cuatro idiotas de la pérdida de grasa dicen que puedes perder 9 libras en 11 días lo que puede ser peligroso para una gran cantidad de individuos.

Plan de Dieta de Quitate esa Grasa: este es un plan de mejora de bienestar que diré que establece lo que los idiotas de la pérdida de peso no han entendido. Usa un "método de movimiento de calorías" solo como el programa examinado anteriormente y te permite modificar tus diseños de control de peso como los necesites. El Programa de Quitate esa Grasa no es dificil de usar y es simple de seguir. Este es un programa sencillo de usar que puede derribar tus problemas de reducción de peso. Al usar este plan de dieta de reducción de peso rápido, puedes hacer tus regímenes alimenticios usando su aparato llamado instrumento de dieta STF. Tiene más de 40,000 mezclas de dietas de catorce días que puedes hacer. Garantiza que dentro de alrededor de catorce días, puedes perder hasta 10 libras. Este caso es más sensible que el caso de los cuatro idiotas de la pérdida de peso donde puedes perder 9 libras en 11 días. Los sistemas de reducción de peso rápido contenidos en el régimen alimenticio de Quítate Esa Grasa son realistas y fáciles de actualizar. Te permitirán adelgazar rápido y son apropiados para reducción de peso a largo plazo. Calibra si has estado pasando hambre para perder libras y con este programa, puedes comer tantos alimentos en buen estado de su menú como necesites mientras adelgazas

El ayuno intermitente para principiantes tiene dos guías que seguir: (1) ayunar tiene que ser un placer y NO estresante. (2) Ayunar tiene que ser directo y NO inflexible.

Desde un punto de vista de charlatanería experimentado, tengo un par de propuestas para los principiantes de ayunas intermitentes. Hay dos propósitos que vale la pena recalcar detrás de los individuos que necesitan hacer la ayuna intermitente (IF, por sus siglas en inglés) – la reducción de peso o bienestar o ambas. Sin embargo, es genial ver estas dos recetas:

- Más principios = progresivamente complicado = baja posibilidad de lograrlo

- Menos estándares = menos complicado = alta posibilidad de lograrlo

Referente al bienestar, 24 horas sin comer es excepcionalmente empoderador, causa que disminuyas las calorías sin dejar lo que te gusta comer en los días que no ayunes, y posiblemente más significante que fortalece tu cuerpo para crear más hormona de desarrollo. De hecho, ese es el Desarrollo correcto de la hormona de desarrollo, uno similar a uno que agarras vuelo de grandes nombres que hablan de "permanecer joven". La hormona de Desarrollo tiene varios enemigos de ventajas maduras, y ¡una notoria entre las más intrigantes es el consumo de grasa!

¿Cómo hacer el Ayuno Intermitente?

En circunstancias perfectas, dos sesiones de ayuno de 24 horas en siete días serán suficientes para dar beneficios críticos de bienestar y reducción de peso. De todas maneras, para polluelos, no tienes que empezar con rápidos de 24 horas, excepto si estás satisfecho y no tienes dudas de que puedes hacerlo.

No hay directrices estándares para hacer el IF. Solo inténtalo y haz que funcione para ti. Dale una oportunidad a lo directo y adaptabilidad para que sea tu salida de la ayuna. Intenta no hacer que sea poco placentero para ti mismo.

Como aprendiz del ayuno intermitente, te diría "despeja tu psique de otras estrategias de reducción de peso y concéntrate en el IF." Este es tu movimiento inicial hacia el logro de IF. Piensa que tan frecuentemente se te ha informado que el desayuno es la comida más importante del día o que tienes que comer de 6 a 10 pequeñas comidas a diario para adelgazar. No estoy diciendo que estos principios no están bien. Cuando estas guías funcionan para ti, quédate con ellas. Cuando te estés poniendo en marcha en el ayuno intermitente, es mejor poner cualquier cantidad de estas ideas de lado por el período que pruebas el IF.

¿Tienes tu mentalidad IF preparada? En este punto comienza con "saltarte una comida" y percibe como reacciona tu cuerpo. Diría que esta es la aproximación menos compleja y con menor esfuerzo para comenzar tu aventura de ayunar.

Escoge varios días para intentar el "saltarte el desayuno". Ten un nuevo apretón, agua o té. Nada de espresso, por favor. Si eso funciona bien, intenta "saltarte el desayuno" y sigue hacia delante con lógica. Un rápido de 24 horas debe ser posible por todos con una actitud de ayunar adecuada. Un consejo valioso no es considerar los nutrientes. Aléjate de las charlas sociales en el baño en la hora del almuerzo. Sal a caminar o haz un par de actividades directas.

También puedes investigar estas opciones de IF:

- Una Ventana de comidas condensada, por ejemplo, come SOLAMENTE entre las 11 am y las 5 pm;

- Saltate la cena de manera espontánea, el alcance es que es razonable y no se entromete con tu trabajo diario;

- Temprano y tarde, por ejemplo, sáltate el almuerzo;

- Un día de varios festines, en un mundo perfecto la cena, solo cuando estás suelto y genuinamente tienes una programación para apreciar la alimentación.

Para retocar, ayunar tiene que ser placentero y no desagradable. Intenta no presionarte mucho. Se adaptable. Esto es importante. Intenta no molestar a tu supervisor cuando te llamen a una cena en el trabajo. Hazlo a medida que te veas en forma y lo permita tu calendario.

¿Qué es la Ayuna Intermitente?

La ayuna intermitente incluye momentos de banquetes y pasar hambre en los cuales puedes comer tanto como puedas imaginar en medio de devorar; sin embargo, solo bebe agua entre lo rápido. El punto es lograr las ventajas de la pérdida de calorías y por un poco, usarlo como vehículo para perder libras.

El ayuno intermitente debe ser posible por varios días, rotando períodos de tiempo de 24 horas o a diario. La principal alternativa requiere que te abstengas de unas pocas o todas las cenas en al menos uno de los días de la semana. Las ayunas a diario usan tiempos de 24 horas de comer y ayunar que comienzan y terminan al mismo tiempo todos los días, por ejemplo, rápido de lunes a las 6 p.m. hasta el martes a las 6 p.m., come tanto como quieras desde el martes a las 6 p.m. hasta el miércoles a las 6 p.m. y vuelve a hacer el procedimiento. Con ayunar en días intermitentes hay un breve período para comer, como reglas, 4-6 horas dentro del día de 24 horas en el cual puedes comer tanto como puedas imaginar.

Una parte de lo que aleja a los individuos es el temor de que estarán increíblemente hambrientos y no se mantendrán encaminados o no tendrán idea de cómo ajustarlo a sus tiempos. Esto es bastante básico si planeas con anticipación el tiempo que tienes para comer tu cena a tiempos esencialmente similares a una hora dependiendo si estás en una etapa de ayuna intermitente o etapa de comer. De nuevo, con un toque de arreglo, asimismo puedes adecuar relacionarte y comer fuera.

El factor primario que aleja a muchos individuos de intentarlo es el temor de estar ansiosos. Incluso si esto les toma un poco de autodisciplina y un poco de nivel de inconveniencia en primer lugar, ¡es directo!

Qué es la dieta Intermitente y Cómo Puedes Aplicaro a Tu Vida

Los problemas de perder libras es algo que muchos individuos en todas partes del mundo están confrontando. En cualquier caso, lo que la mayoría de las personas no reconoce es que el ayuno intermitente es la mejor metodología que puedes usar para verdaderamente permitirte perder libras cuando intentes perder esas libras. Adelgazar no tiene por qué ser difícil. Los individuos tienden a exagerar algo que debe ser un procedimiento lento y placentero que todos pueden apreciar.

Ayunar intermitentemente y ayunar, por mucho, es conocido por todo el mundo, algo que es generalmente excelente para el bienestar. Sin embargo, los individuos cuando ya todo está dicho y hecho, no tienen ningún deseo de acercarse. Los individuos encuentran que ayunar es algo con lo que luchar; sin embargo, lo increíble sobre ayunar intermitentemente es que lo haces muy a menudo. También, ayunar varios días por un tiempo es un método excelente para ir más allá del nivel que puedes tener con perder el exceso de peso que tienes contigo.

La forma ideal en que puedes aplicar ayunar intermitentemente a tu vida es comenzar lentamente y progresivamente aumentar el tiempo que lo haces. En este contexto, permitirás a tu cuerpo aclimatarse a todo el procedimiento, y verás los resultados sin sobre forzarte. Así que la clave es comenzar lento y aumentar lentamente la medida de tiempo que lo haces. Asegúrate de no hacerlo más de una vez cada semana para las mejores ventajas.

Algo más en lo que tienes que pensar es que ayunar intermitentemente no es lo principal que necesitarás para adelgazar con éxito. Esto tiene que ser una parte de un extraordinario programa que vas a usar para llevar una presencia sustancial progresiva. Tienes que asegurar que tu dieta sea impecable, y tienes que asegurar que estás añadiendo una rutina de ejercicios apropiada a tu vida. Justo cuando estás cosas no tengan fallas vas a encontrar que verás los resultados a largo plazo que buscas. Ayunar intermitentemente no es una conclusión en sí misma; sin embargo, sino algo que tiene que ser parte de un sistema mayor. Esta es la forma primaria en que será útil.

Cómo Funciona el Ayunar Intermitentemente

Ayunar intermitentemente es un ejemplo controlado de pasar hambre que se hace de forma sustitutiva. ¿Ayunar? ¿Lo que significa "no comer"? Ciertamente, ciertamente me refiero a no comer. Una gran porción de nosotros cuando estamos ansiosos, comemos alimentos que no podemos comer. Esto incorpora alimentos de baja calidad, alimentos procesados y más seguido de lo que no, comida rápida. A donde sea que vayamos, vemos alimentos de carretera, etc. La mayoría de nosotros comemos tres comidas al día, sin embargo, tres comidas no son suficientes. Nos alimentaremos, en general, más cada vez que sintamos el deseo o cada vez que anhelemos alimentos. Sabemos principalmente que esto no es cierto; sin embargo, no lo consideramos y nos llevamos a ceder el paso a ese anhelo.

Las comidas habituales son solo el desayuno, almuerzo y cena. Estas son las comidas primarias que son críticas para nosotros. Cualquier otra comida no solo es extra sino que más de lo que sí, no es requerida lo que nos hace incluir peso y producir grasa. Cuando no trabajamos en exceso, y el movimiento físico se hace más seguido de lo que no, entonces nos debemos motivar del deseo. Si no hacemos mucha actividad física, en ese punto, no debemos rendirnos a esta necesidad tempestuosa.

Entonces, ¿qué hacemos?

Este es el lugar en el que puedo presentar el ayuno intermitente. Este es el punto en el que Podemos comer nuestras comidas diarias y ayunar por las siguientes veinticuatro horas. No implicamos que no puedas llevar nada a tu estómago. Necesitamos que tomes agua o cualquier bebida saludable, incluyendo jugos de productos orgánicos. Recetamos que el agua es mejor.

El agua complete muchas cosas beneficiosas de nuestro cuerpo. Limpia nuestro cuerpo y ayuda a drenar los malos alimentos. Hay muchas investigaciones lógicas y observaciones que demuestran que ayunar intermitentemente es útil para nuestro bienestar. Recuerda que antes nuestros precursores no tenían alimentos rápidos, alimentos terribles o alimentos de carretera en cualquier punto que lo ansiaran. ¿Qué hacen? Saborean la solicitud de agua para perder el apetito. Más seguido de lo que no, sentimos hambre, no porque genuinamente tengamos hambre sino porque nuestro cuerpo y mente nos dirigen a comer porque es la costumbre. Llamamos a esto anhelo psicológico. A veces, nuestros cerebros nos engañan.

Entonces, este es el consejo sobre ayunar intermitentemente. Precedente, hoy puedes comer tantos alimentos como desees. En cualquier caso, está preparado que después de la comida esta noche, se te permite beber agua un poco después por veinticuatro horas. Bebe tanta agua como necesites para nutrir tu apetito. Este procedimiento preparará tu cuerpo y cerebro para no darte la oportunidad de comer cuando no tienes que comer. Esta ayuna, a la larga, llevará a tu cuerpo a usar la grasa almacenada y vitalidad que no ha sido usada por mucho tiempo. Así que te pondrás más en forma y tendrás más ventajas.

Ayunar intermitentemente no es prudente para todos los individuos. Esto es útil para las personas sin problemas médicos. En cualquier punto que necesites intentar ayunar intermitentemente, necesitas consultarlo primero con tu especialista antes de intentarlo.

El Ayuno Intermitente Permite a Tu cuerpo Hacer El Trabajo Que Tenía Que Hacer

Ayunar ha sido notorio como verdaderamente relevante en muchas revistas de reducción de peso y bienestar. Ha resultado ser bien conocido como guía de dieta para perder la grasa adicional que siempre parecemos obtener. Tu cuerpo tiene muchas capacidades que las hace solo sin asistencia de nosotros. Consumir grasa es una de esas capacidades.

¿Qué es el Ayuno Intermitente?

El ayuno intermitente le dará a tu cuerpo un pequeño impulso con la capacidad de consumir grasa. Tu cuerpo de repente averiguará como consumir una gran cantidad de grasa. Intermitente se refiere a la ayuna; no comer nada y solo beber agua por un período de 24 horas. Tan extraordinario como pueda parecer, el ayuno intermitente ha estado active para algunos individuos en ayudarlos a perder libres y sentirse mejor en general. El ayuno intermitente motiva a nuestros cuerpos a consumir grasa rápido de diferentes formas.

El Papel de las Hormonas

Las hormonas tienen un gran trabajo en nuestro cuerpo. Cada hormona tiene su capacidad y ejecución. Nuestra hormona del crecimiento es la que nos ayuda a consumir grasa. Cuando lo hacemos rápido, nuestra hormona del crecimiento empieza a trabajar en sobretiempo, consumiendo grasa a una tasa mucho más rápida. Ayunar asimismo mantiene bajos los niveles de insulina, así que estamos destruyendo la grasa en vez de almacenarla en nuestro cuerpo.

En general para que nuestras hormonas consuman grasa, necesitan que los catalizadores que consumen grasa hagan su parte también. La lipasa sensible a hormonas del tejido grasoso y la lipoproteinlipasa del tejido muscular son las proteínas de consumo de grasa más importantes. La lipase sensible a las hormonas permite al cuerpo segregar grasa y transformarla en vitalidad y músculos mientras que la lipoproteinlipasa permite a las células en nuestros tejidos almacenar la grasa, así que tiende a ser conocida como combustible. Al trabajar juntas, estas proteínas permitirán a las hormonas consumir grasa el doble de rápido. El ayuno intermitente permite a estas hormonas y compuestos destruir la grasa rápidamente el día que lo hagas rápido.

Ayunar es un método increíble para mantener el cuerpo y la mente estables y limpios. Muchos individuos que practican la ayuna intermitente aseguran que han tomado gran parte de sus patrones de dieta también. El motive es que tienen mucho tiempo para considerar la alimentación y que alimentos quieren en sus días de ayuno. La dimensión de adrenalina que tu cuerpo produce es adicionalmente expandida en medio de las ayunas a corto plazo, lo cual pone la capacidad de tu cuerpo de consumir grasa en sobremarcha y trabaja el doble de fuerte. Junta esto con tu digestión expandida y podrás percibir como ponerse en forma sería tan necesario con la ayuna intermitente.

Ayunar – Una Historia

Ayunar es una costumbre dependiente y anticuada. Ha sido utilizada para la pérdida de peso, sirve para mejorar la concentración, extender la vida, evitar el Alzheimer, prevenir la oposición de la insulina e incluso evitar todo el proceso de maduración. Hay mucho de lo que hablar aquí, así que comenzaremos una nueva subsección, "Ayunar".

Es lo mismo viejo hecho nuevo, excepto que se ha pasado por algo – Maria Antonieta

Entonces, la pregunta pasada por alto de la pérdida de peso es, "¿Cuándo deberíamos comer?" No deberíamos descartar el asunto de recurrencia en cualquier otro lugar. Caerse de una estructura de 1000 pies sobre el suelo una vez probablemente nos mate. En cualquier caso, ¿este es el equivalente de caer de un separador de 1 pie múltiples veces? Para nada. Sin embargo, la separación completa de lo que se cae son 1000 pies.

Todos los alimentos aumentarán los niveles de insulina de alguna manera. Comer las comidas adecuadas prevendrá los estados anormales, sin embargo, no servirá de mucho bajar las dimensiones. Unas pocas comidas son superiores para otras personas; sin embargo, aun así, todos los alimentos aumentan la insulina. La forma de contra activar la acción de oposición es continuar con bajas dimensiones de insulina ocasionalmente. Si todos los alimentos aumentan la insulina, en ese punto, la respuesta principal es la contención final intencional de nutrientes. La respuesta apropiada que buscamos es, en una palabra, ayunar.

Ayunar

La respuesta a este fastidioso problema yace no en su mayoría en el patrón de dieta, sino, en el tiempo que se hace la prueba. En vez de cazar algo extraordinario, y no intentar en otro momento una maravilla de régimen alimenticio, debemos concentrarnos en costumbres del pasado. La forma del pasado. Ayunar es notorio entre las tradiciones más antiguas en la historia humana. Este arreglo ha sido practicado por prácticamente todas las culturas y religiones en la tierra.

En cualquier punto que se referencia el ayunar, hay dependientemente una conmovedora reacción similar. ¿Pasar hambre? ¿Esa es la respuesta apropiada? No. Ayunar es un monstro extraordinario. El Hambre es la ausencia automática de alimentos. No tiene intención ni está controlada. Las personas que pasan hambre no tienen idea de cuándo y de dónde saldrá su próxima cena. Ayunar, de nuevo, es la retención deliberada de alimentos por etéreamente bienestar o diferentes motivos. Es la distinción entre el suicidio y morder el polvo de antigüedad. Los dos términos nunca deben ser confundidos el uno con el otro. Ayunar puede lograrse para cualquier tiempo, desde un par de horas a meses al final. Puede decirse, ayunar es parte regular de la existencia regular. El término "romper rápidamente" es el festín que rompe lo rápido – lo que se hace a diario.

Ayunar es notorio entre las costumbres del planeta más antiguas y recuperadoras. Hipócrates de Cos (c 460 – c370 A.C.) es generalmente visto como el padre de las medicinas del día moderno. Entre los tratamientos que respaldó y apoyó fue la práctica de ayunar y el uso de vinagre de manzana. Hipócrates expresó, "Comer cuando estás aniquilado, es prolongar tu alimento". El ensayista griego antiguo y especialista en historia Plutarco (cDC46 – c DC 120) adicionalmente respaldó estos sentimientos. Indicó, "En vez de usar medicamentos, mejor ser rápido hoy." Los escolares griegos antiguos Platón y su reemplazo Aristóteles fueron asimismo acérrimos apoyadores de ayunar.

Los griegos antiguos confiaban que el tratamiento podía ser visto como de la naturaleza. Las personas, como la mayoría de las criaturas, no comen cuando se debilitan. Por lo tanto, ayunar ha sido conocido como el "doctor interno". Este "impulse" de ayunar que hace que los perros, felinos y personas estén anoréxicos cuando estén aniquilados. La sensación es positivamente natural para todos. Considera la última vez que estuviste aniquilado con esta estación del virus de la gripe. Presumiblemente, necesitabas exactamente lo opuesto a comer. Así, ayunar es por todos los medios una naturaleza humana general para muchos tipos de alimentos. De esta manera, ayunar está instilado en el legado humano, tan viejo como la humanidad misma.

Los antiguos griegos confiaban en que ayunar mejora las capacidades individuales. Considera la última vez que comiste un banquete de acción de gracias. ¿Te sentiste progresivamente lleno de vida y racionalmente alerta un poco de tiempo después? O, por el contrario ¿te sentiste lánguido y algo aletargado? Lo más probable es que sea la última que mencioné. La sangre es empujada al armazón relacionado con tu estómago para adaptar la inundación de nutrientes, dejando menos sangre para que vaya a la mente: el resultado – trance – como el estado de alimentación.

Otros mamuts escolares asimismo fueron extraordinarios defensores del ayuno. Philip Paracelso, el autor de toxicología y uno de los tres padres de las recetas Occidentales (junto a Hipócrates y Galen) dijo, "Ayunar es la mejor cura, el doctor interno". Benjamín Franklin (1706-1790), uno de los padres fundadores de América y eminente del aprendizaje profundo en diferentes territorios una vez dijo de ayunar "la mejor de todas las recetas es descansar y ayunar."

Ayunar por intenciones etéreas es ampliamente practicado y permanece como cierta porción de virtualmente todas las religiones importantes en el planeta. Jesucristo, Buda y el profeta Mahoma, todos mutuos de fe típica en recuperar la intensidad del ayuno. En términos profundos, es regularmente llamado purga o limpieza; sin embargo, para todas las intenciones y propósito, añade algo bastante similar. La práctica de ayunar creció autónomamente entre varias religiones y sociedades, no como algo destructivo, sin embargo, algo que es profundamente natural y útil para el cuerpo humano y el alma. En el budismo, la alimentación regularmente se gasta distintivamente hacia el principio del día, y se adhiere rápido de principios de tarde hasta la siguiente mañana a diario.

Además, pueden haber diferentes ayunas de agua por un período considerable o semanas. Los cristianos ortodoxos griegos pueden seguir varias ayunas por más de 180-200 días del año. El Dr. Ancel Keys normalmente consideró a Creta como el ejemplo ideal del régimen alimenticio sólido del Mediterráneo. Hubo un factor fundamentalmente significante que expulsó. Una gran porción del número de habitantes en Creta siguió la costumbre ortodoxa griega de ayunar.

Los musulmanes rápido desde el amanecer hasta la puesta del sol en el mes sagrado del Ramadán. El profeta Mahoma adicionalmente aguantó ayunar los lunes y jueves consistentemente. El Ramadán es el tiempo de ayunas más concentrado. Contrasta muchas convenciones de ayunar en las cuales los líquidos también son tabú. Por lo tanto ayunar, también experimentan un tiempo delicado de sequía. Además, ya que comer está permitido antes del amanecer o la puesta del sol, estudios recientes (27) demuestran que la ingesta calórica aumenta fundamentalmente entre este período. Comen de más antes de la salida del sol y después de que caiga la noche para anular una porción del impacto ganadero.

Entonces ayunar es un pensamiento que ha superado la prueba del tiempo. Cuestionable, las tres personas más influyentes que en algún punto han vivido están de acuerdo que ayunar es bueno. Si esto fuera una práctica no segura, ¿no crees que nos hubiéramos dado cuenta, con gracia, hace unos 1000 años atrás?

Un Breve Vistazo a la Historia de Ayunar A través de Varias Religiones

Ayunar se ha vuelto más popular en el curso de los últimos años, sin embargo, ¿por qué la intriga abrupta? Aunque los individuos han estado ayunando por una cantidad considerable de años por razones religiosas, parece ser presente y los individuos están empezando a entender que hay mucho más en el ayuno que simplemente un compromiso religioso. ¿Con que propósito ayunan las religiones como práctica? Debemos ver el ayuno desde el comienzo del tiempo y transversar diferentes religiones y sociedades del mundo.

Ayunar a Través de la Historia

Pitágoras fue un promotor de ayunar, en medio del siglo catorce, adicionalmente fue practicado por San Catherine de Siena. El especialista bien conocido del renacimiento Paracelso llamo al ayuno "el doctor del interior". Aquellos comprometidos a esta práctica anticuada garantiza que trae recargas físicas y espirituales.

En otras sociedades tempranas, un rápido se solicitaba regularmente antes de ir a batalla o como un aspecto significativo de costumbre de transición. Los nativos norteamericanos ayunarían para mantener una distancia estratégica de desastres como la hambruna.

Aunque puede ser desafiante confiar actualmente, ayunar ha asumido un trabajo vital en la mayoría de las religiones reales del cuerpo, excepto en el zoroastrismo, que lo excluye. Ayunar ha estado relacionado con la representación y discreción. Los católicos romanos y seguidores Orientales ortodoxos, por ejemplo, ven un rápido de 40 días en medio de la Cuaresma, el período donde Cristo ayunó por 40 días en el desierto.

Cristianismo – Catolicismo

Estos días, ayunar involucre una disminución de la ingesta de alimentos a una gran comida y dos pequeñas comidas que juntas, no hacen precisamente la grande. No se pueden comer comidas en medio, y se tiene que alejar la carne. Este rápido está autorizado en medio de períodos de penitencia, similares a la Cuaresma, cada Viernes, en algunos casos miércoles y sábados, los días de brasas (tres días, siete días cuatro veces al año) y un par de ocasiones específicas y el día antes de alguna gran experiencia de cena.

Esta práctica se ha ajustado mucho a través de los años, terminando siendo menos estricta con el pasar del tiempo. De hecho, el "Ayuno Oscuro" compuesto de una cena solitaria para cada día que era únicamente para comerse después de la caída de la noche. Las carnes, huevos, lácteos y licores estaban totalmente prohibidos. En la Semana Santa, la cual es la última extensión de siete días de la Cuaresma, el banquete puede consistir en pan, sal, hierbas y agua. Estas órdenes se debilitaron en el siglo catorce, sin embargo, con el banquete pasando a ser un almuerzo y un trocito de noche unido. En el siglo diecinueve, se permitió un trocito en la mañana y en el siglo veinte podías entonces sustituir la ayuna con súplica y filantropía. Los católicos orientales son muchos más estrictos en sus períodos de ayuno, comiendo solo una única comida en medio del día y alejándose de productos de criaturas.

Mormonismo

En las costumbres mormonas ellos tienen el "Domingo Rápido" donde se abstienen de dos comidas el domingo principal por una ventana de 24 horas. En medio de este domingo, los individuos de la iglesia comparten sus declaraciones con su sitio.

Islam

Ayunar es uno de los cinco pilares del islam. Los otros incorporan la súplica, filantropía, viaje y una revelación de confianza. El Ramadán, una ocasión que requiere ayunar, se ve por un mes cada año y en medio de este tiempo no se permite ningún alimento en las horas de luz solar. Esto incluye licor y fumar. Adicionalmente hay días de ayuno no requeridos, los cuales incluyen los lunes y jueves o un día sí y uno no, mientras que ciertos días bendecidos, particularmente aquellos que incluyen gala, restringen el ayuno.

En la religión islámica, el comienzo rápido es establecer una intención, la cual puede ser privada. Cuando el ayuno se rompe, uno debe ser rápido y añadir un día adicional, sin embargo si se arruina con el sexo, uno debe liberar un esclavo, ser rápido por dos meses, o alimentar/vestir a 60 individuos.

Ayunar es aceptado para acercarte a Dios, crea solidaridad con tus hermanos de ayuno, causa que te identifiques con los menos bendecidos. Asimismo, se observa como una aproximación para controlar el deseo. Ayunar sin intención spiritual, sin embargo, se ve como hambruna.

Judaísmo

Las costumbres judías incluyen seis días de ayuno en medio de los cuales uno no puede consumir alimentos o beber desde el anochecer hasta la siguiente noche (24 horas). En medio del Yom Kippur y Tisha B'Av, las restricciones acompañantes también aplican: limpiarse a uno mismo, vestir de cuero, usar fragancias y comprometerse en relaciones sexuales. Los otros cuatro días de ayuna no tienen estas restricciones.

Budismo

Los curas y monjas que siguen las guías del Vinyana no comen después de su primer festín de tarde. Esto hace que haya un período de ayuno extendido todos los días. Excepto que no piensan en esto como ayunar. O quizás, es solo una rutina estándar que guía la contemplación y un gran bienestar.

Ocho estatuas perdonan diferentes prácticas como la matanza, tomar, sexo, malos discursos, borrachera, cantar/moverse/música/embellecedores y así sucesivamente. Los budistas sinceros siguen estos principios consistentemente, mientras los budistas laicos los siguen en cada día Uposatha.

Hinduismo

Vratas, una práctica religiosa que incluye compromisos específicos es una parte de la religión hindú. Una vrata puede ser un ayuno complete o fraccional. En medio del período vrata, uno tiene que mantenerse limpio, ser casto, decir la verdad, practicar el perdón, abstenerse de la carne y realizar costumbres específicas. Una vez que se comienza, un vrata nunca debe ser dejado incompleto, ni debe comenzarse otro.

Los períodos de ayuno mes a mes incorporan el anochecer antes a la mañana después del Ekadashi — las etapas lunares que pasan dos veces al mes. Esto en un mundo perfecto de ayuno seco, sin agua. Los diferentes dioses tienen días de ayuno distintivos. Shiva, por ejemplo, requiere ayunar un lunes, mientras que Vishnu requiere ayunar un jueves.

Algo rápido y estricto para los hindús implica nada de alimentos o agua desde la puesta del sol el día precedente a 48 minutos después de la salida del sol al día siguiente, o alrededor de 36 horas.

Jainismo

Ayunar es regular entre los jainas, quienes mezclan varios tipos de ayuna en sus vidas diarias, incluyendo no comer hasta saciarse. El ayuno complete aquí incluye no ingerir ya sea alimentos o agua o solo agua burbujeada (con el propósito de garantizar que se maten todos los microorganismos). Todos los jainas adicionalmente son estrictos.

Vegetarianismo.

En esta religión, ayunar es aceptado para mantener los requisitos del cuerpo bajo control, elevar el espíritu y alejar el mal karma. Mientras uno ayuna, deberían adorar, servir a los curas y monjas, leer el texto sagrado, reflejar y hacer demonstraciones de filantropía. Ayunar es más esencial en los días ocho y catorce del ciclo lunar y tres veces al año por más de siete días en medio de las celebraciones.

Ayunar para la Pérdida de Peso - ¿Cuándo es Buena Idea Ayunar para Perder Peso?

Ayunar es un método excelente para ofrecerle a tu cuerpo una mejoría temporal a tu cuerpo de todo el trabajo laborioso que está haciendo de procesar y dispensar los alimentos que comes. Puede hacer maravillas a tu cuerpo, permitiéndote purificarte, arreglar y - obviamente – perder libras.

Cuando piensas en ayunar o la reducción de peso – hay algo que debes recordar.

Si no puedes o eres reacio de seguir las mejoras PERMANENTES de tu rutina de comida y seguir un arreglo de dieta correcta luego de lo rápido, en ese punto realmente NO TIENE SENTIDO ayunar. Cuando estés listo y, en ese punto vuelvas a tu método sin fortunio y costoso método anterior de comida, al final, GANARÁS EL PESO ENSEGUIDA y las ventajas de lo rápido se malgastaran.

Ese es el motive por el cual ayunar no es la mejor opción para la mayoría de los individuos con sobrepeso que desean perder peso. Es MUCHO MÁS IMPORTANTE para ellos recibir una rutina de comida sólido y un estilo de vida dinámico para mantener su peso óptimo y estar sanos a la larga.

Lo que tienes que comprender es que ayunar pondrá en peligro tu metabolismo y esta bajada de la tasa metabólica seguirá por alrededor de un mes y medio después terminarás lo rápido.

Entonces, si vuelves a tus antiguos patrones de dieta – ganarás peso considerablemente más rápido que anteriormente. Así que es esencial seguir un plan de dietas inteligente para NO COMER DE MÁS después de lo rápido.

¡Si de verdad estás preocupado por tener sobrepeso, deberías incorporar mejoras duraderas a tu estilo de vida y patrones de dieta con los que te sientas feliz para un hermoso recordatorio! Un cuerpo sólido y flaco en ese punto será un resultado natural de tus nuevas propensidades, el cual debe incorporar mejores decisiones de alimentos y – obviamente – movimiento de bienestar.

Cuando intentes perder algo de peso rápidamente, lo que necesitas es un manejo del SENTIDO COMÚN que te guíe por el camino correcto.

3 Beneficios que Obtienes Cunado Ayunas de Manera Ocasional

¿Alguna vez pensaste sobre intentar hacerlo rápido de manera ocasional? ¿A dónde llegaste con ese pensamiento? La mayoría lo ha contemplado; sin embargo, pocos en verdad dejaron de perder el tiempo. La ausencia de vitalidad o apatía nos aleja a algunos de nosotros de genuinamente empezar Algunos nunca lo intentaron porque no tenían ni la menor idea de donde comenzar. Algunos los mataron o se asustaron por las preguntas. Otros no tenían suficiente información, nunca realmente la obtuvieron y se desviaron a algo diferente antes de aprender.

La clave aquí es intentar pensar lo suficiente en ello. Eso es inteligente. Entonces, que tal si conseguimos más información. Qué tal si damos un vistazo a las tres razones más importantes que impactaron a otros a hacerlo rápido de manera ocasional.

Para comenzar, te pondrás más en forma y ese es un gran significado de peso de la sobre abundancia de grasa que tienes colgando de ti. Haces un momento substancial que traes que muy bien puede estar intentando hacerlo rápido a través del día, principalmente cuando estás trabajando y siendo dinámico a lo largo del día cedo tu punto, sin embargo, uno rápido ocasional sería increíble para perder 1-2 libras de peso rápidamente.

Segundo, te sentirás extraordinario después del rápido. También, apreciarás substancialmente más los alimentos. Lo que es más, los sabores en tu boca serán asombrosos.

Tercero y último, tendrás mucha más vitalidad una vez que tu cuerpo sea utilizado para ayunar ocasionalmente. Esto implicará que puedes hacerlo más efectivamente. ¡En un tiempo, puedes pensar acerca de ayunar de manera ocasional!

Piensa acerca de estas tres razones e imagina como puede aplicar para ti. Han persuadido a otros a ser rápido de manera ocasional. ¿Genuinamente aplican para ti también?

En perspectiva con todo eso ¿qué piensas? ¿No deberías ser rápido de forma ocasional?

Capítulo Cinco

Qué Sucede Cuando Ayunas

Muchos individuos creen que un método adecuado para ponerse más en forma es pasar hambre por un período considerable. Esto es simplemente falso. Además del hecho de que es peligroso, fuerza a tu cuerpo a tomar medidas extremas para permanecer vivo.

Usemos un precedente donde un individuo no coma por 7 días; el cuerpo dejará muchas mejoras cuando este individuo deje de comer o coma prácticamente nada. No mucho después que suceda esto, la provisión de glicógeno del hígado habrá sido consumida casi en su totalidad. Tu cuerpo necesita glicógeno para funcionar apropiadamente. Si el monto se va totalmente, en ese punto, ¿de dónde lo obtendrás? La respuesta apropiada es la proteína del tejido Delgado de tus músculos.

El cuerpo puede utilizar su provisión de grasa en el cuerpo; sin embargo, es inútil para el sistema sensorial. La red neural necesita glucosa para funcionar apropiadamente. También, asimismo, debe ser notado que al cuerpo se le agotan los compuestos esperados para cambiar la grasa a glucosa. Así que independientemente de si lo necesita, el cuerpo no puede utilizar la grasa en el cuerpo. Sin embargo, tiene la capacidad de transformar la proteína de los tejidos blandos a glucosa.

Esto no es algo bonito, ya que tu cuerpo fundamentalmente se está atacando y comiendo a sí mismo. Cuando se deje sin revisar, pueden ocurrir decesos en escasos diez días. Esto es porque el cuerpo utilizará el músculo del corazón, tejido de los pulmones y proteína de la sangre por poner unos ejemplos, como fuente de energía.

Tu cuerpo se esforzará para mantenerse alejado de esto y tiene una trampa a su disposición. Intentará ralentizar y comenzará a transformar grasa en algo que el Sistema sensorial pueda utilizar. Esto se conoce como cetosis.

El significado de cetosis es "una concentración indeseablemente alta de cuerpos de cetonas en el cuerpo, por ejemplo, $CH_3)_2CO$, en el sistema circulatorio". Los Cuerpos cetonas no se encuentran normalmente en la sangre, ellos fluirán a través del sistema circulatorio y ayudarán al cuerpo cuando estés ayunando. Esto es solo un arreglo temporal, después de alrededor de diez días hacer esto no será suficiente.

Cuando no lo hayas visto, ayunar ciertamente no es una ruta decente para que adelgaces. El cuerpo perderá bastante de su tejido muscular en forma y perderá muchos nutrientes esenciales que son requeridos a diario y también tu metabolismo se retrasará. Esto es inverso a lo que necesitas. Mientras te pones en forma, necesitarás que tu metabolismo siempre esté operacionalmente al máximo.

¿Las Mujeres Deben Ayunar Intermitentemente?

Ayunar intermitentemente rápidamente está comenzando a ser notorio entre las aproximaciones más prevalentes para perder libras y mejorar tu bienestar. No es gran sorpresa: ayunar realmente funciona bien y da resultados asombrosos para muchos individuos. Las ventajas van más allá de la pérdida de peso, también: ayunar puede bajar el empeoramiento, obstaculizar la maduración y darte una mente más realista.

Lo otro placentero acerca de ayunar intermitentemente es que es magníficamente básico: más o menos, estás sin alimentos por 12-18 horas a diario, y después cada una de sus cenas en el resto de las horas.

Si has estado siguiendo el bienestar y la alimentación por un tiempo; sin embargo, puedes haber escuchado que ayunar no es increíble para las mujeres. Hay ciertos hechos acá: mientras que algunas mujeres se sienten increíble cuando lo hacen rápido, otras siguen topándose con inconvenientes, especialmente con sus hormonas.

Afortunadamente, ¡hay opciones en contraste a ayunar intermitentemente! Este capítulo cubrirá las ventajas de ayunar y la forma estándar de tartar con el ayuno, sólo como un par de alternativas más dulces que te pueden gustar cuando descubres que no te va bien ayunando a diario. Aquí está todo en lo que tienes que pensar sobre ayunar intermitentemente en las mujeres.

¿Qué es ayunar intermitentemente?

Ayunar intermitentemente es magníficamente directo; no comes ninguna caloría por 12-18 horas cada día (agua, espresso y té en su mayoría son excelentes), y tienes un día complete de alimentos el resto del tiempo.

Aquí hay un precedente rápido: supongamos que necesitas completar algo rápido de 16 horas. Puedes comer cada una de tus comidas entre principios de la tarde y las 8 PM (una venta de comidas de 8 horas), y no comes nada fuera de ese tiempo (una ventana de ayuna de 16 horas). Te saltas el desayuno.

Eso es en gran parte todo del ayuno intermitente. Puedes intentar diferentes horas de ayunar para percibir que funciona mejor para ti; las ventajas comienzan alrededor de hacerlo rápido por 12 horas y la gran mayoría no superan las 18 horas.

Puede darte un poco de hambre por el primer par de días de ayunar, sin embargo, muchos individuos se sienten geniales después de que sus cuerpos se climatizan a ayunar. Sin gran sorpresa: ayunar puede presentarse a ti con todo tipo de ventajas.

Beneficios de ayunar intermitentemente

Los individuos que han estado ayunando por una cantidad de años considerable y luego relevantes investigaciones han demostrado percepciones de qué nuestros progenitores parecieron obtener instintivamente. Ayunar es impresionante para tu cuerpo y psique:

Lucidez mental. Ayunar dispone de la neblina mental mejorando tu capacidad de centrarte y mejorar tu memoria [1]. Adicionalmente aumenta el factor neurotrópico derivado por el cerebro (FNDC), una proteína que protege a tu mente de la presión y obstaculiza la maduración del intelecto. Piensa acerca de desarrollar...

Hostil para la maduración. Ayunar enciende la autofagia, lo cual se asemeja a la limpieza a fondo de tu teléfono. Autofagia es griego para "comerse a si mismo", lo que es exacto: tu armazón dispone de células viejas o dañadas y las reemplaza con nuevas y brillantes. Ayunar causa, citando una examinación, "autofagia significativa" en tu mente, tal como el recordatorio de tu cuerpo. La autofagia hace que tus células rejuvenezcan y sean incrementalmente más competente, lo cual obstaculiza la maduración.

La pérdida de grasa. El ayuno intermitente hace que tu digestión progresivamente sea idónea para consumir la relación músculo-grasa por vitalidad. Los individuos que ayunaron intermitentemente perdieron más grasa que los individuos que completaron una dieta baja en calorías sin parar.

Agravación e invulnerabilidad. Los individuos que ayunan intermitentemente en el Ramadán tuvieron una disminución notoria en los marcadores ardientes. Su capacidad de resistencia también mejoró.

Esencialmente, tu cuerpo resulta ser progresivamente práctico y versátil cuando lo haces rápido.

¿Las mujeres deben ayunar intermitentemente?

Ayunar es extraordinario si lo superas; sin embargo, unas pocas personas – particularmente mujeres – experimentan dificultades con desequilibrios hormonales cuando hacen ayunos intermitentes a diario. Ayunar cada día hace que algunas mujeres pierdan su período y puede entrometerse con la creación de la hormona tiroidea, lo cual puede ser particularmente difícil si tienes problemas con el sistema inmune.

Por lo tanto, puede que necesites intentar una forma de ayunar intermitentemente más dulce. En vez de hacerlo rápido a diario, escoge unos pocos días no consecutivos siete días (lunes, miércoles y viernes, por ejemplo) y haz un ayuno más corto, un intento esos días; entre 12-14 horas es un buen sitio para comenzar. A pesar de todo, obtendrás considerablemente muchas de las ventajas de ayunar y sin embargo, tus hormonas no sufrirán el impacto que puede surgir de ayunar a diario. Lo que es más, cuando te sientes genial haciendo ayunas más cortas un par de veces cada semana, puedes generalmente expandir la duración o incluir un par todos los días de ayuna y percibir como te sientes.

Ayunar puede ser extraordinario para las mujeres, y puedes descubrir que florezcas con ello. Generalmente puedes comenzar gradualmente, con ayunos más dulces y cortos unas pocas veces cada semana y percibir cómo reacciona tu cuerpo. ¡Puedes encontrar que ayunar no funciona para ti a ningún alcance de la imaginación y eso está bien también! Descubre un estado de ánimo que te haga sentir mejor. Eso es lo que es generalmente importante.

Ayuno Intermitente para las Mujeres: Qué Necesitas Saber

Es una convicción típica que ayunar intermitentemente cusa problemas para las mujeres, y eso puede ser válido en caso de que estés usando técnicas tradicionales. La Bulletproof Diet se une al ayuno intermitente y ha ayudado a las mujeres en la vida a sentirse mejor, verse increíble y estar furiosas.

Más de un par de mujeres han descubierto la Bulleproof Diet a raíz de toparse con problemas con un par de largos períodos de ayunar intermitentemente. Con el ayuno intermitente tradicional, las mujeres pueden encontrarse con una horda de efectos secundarios, incluyendo:

- Inquietud
- Ansiedad
- Períodos no predecibles
- Desregularización de Hormonas
- Niebla Cerebral

- Por qué ayunar intermitentemente no es un paseo por el parque para el cuerpo de una señorita

Tanto en hombres como en mujeres, la limitación de calorías (o grasa) envía a tu cuerpo señales de meterse en la riqueza. Un régimen de alimentación bajo en caloría o grasas revela a tu cuerpo estas pasando hambre, entonces el cuerpo de una señorita es forzado y deja de ser prolífico hasta que las provisiones de alimento vuelven a los niveles que pueden apoyar la generación.

En caso de que seas una señorita, y quedes embarazada en medio de pasar hambre, tienes una cantidad mucho mayor de carencias de suplementos reales o incluso fallecer cuando estés embarazada o lactando debido a la presión extrema que le pone a tu cuerpo.

El cuerpo de una mujer expresa problemas de utilidad, problemas de hormonas y equivocaciones de suplementos para las potenciales parejas de varias formas. Ella puede involucrar:

- Pérdida de cabello
- Ganancia de peso
- Ruptura de la piel
- Sobre abundancia de vello corporal
- Tez clara
- Pérdida del lívido
- Ausencia de vitalidad

No eres vanidosa porque necesitas mantener alejadas estas cosas. Los efectos segundarios anteriores y otros son indicadores sólidos de tu bienestar general.

En los hombres, es asunto fundamental de comodidad. Si repites en medio de pasar hambre, es extraño. Sí. En cualquier caso, los hombres no dan a luz o son soporte de sus niños. Las mujeres lo hacen, así que las mujeres son orgánicamente más delicadas con estos impactos que los hombres y sienten los problemas primero.

Ingresa al Ayuno Intermitente Bulletproof

Usé estándares de biohackeo para hacer el Ayuno Intermitente Bulletproof más simple en el cuerpo que el ayuno intermitente tradicional, para la seguridad directa de que es ineficiente aplicar más preocupaciones al cuerpo de lo que se espera para lograr una mejora.

El Ayuno Intermitente Bulletproof es una ruta primaria tanto para hombres como mujeres para entender las ventajas de ayunar intermitentemente sin los peligros de bienestar.

En vez de pasar 18 horas sin alimentos, mezcla los granos de Café Bulletproof al comienzo del día, y mézclalos con una gran cantidad de margarina con pasto y Brain Octane Oil para el desayuno sin carbohidratos ni proteínas. Arregla el uso de los granos de Café Bulletproof probados, tienes un delicioso espresso bajo en venenos que no causa que la presión suprarrenal, cómo la mayoría de los espressos lo hacen y sugiere un favor como al latte aterciopelado.

Si estás hambriento antes del almuerzo, mezcla otro. Puedes usar Café Bulletproof descafeinado o hacer uno con té matcha cuando no necesites algo de cafeína.

Para la autoridad de la formula del Café Bulletproof, ve aquí.

Por qué el Ayuno Intermitente Bulletproof funciona para las mujeres

La grasa mantiene a tu cuerpo en la cetosis, así que obtienes las ventajas de restauración de células del Ayuno Intermitente, y las grasas le dan suficiente combustible a tu cerebro, así que no tendrás una reacción de presión similar.

Obtienes la vitalidad en un desayuno ordinario (más energía en caso de que estés cambiando de los desayunos de pastas americanas estándares), y puedes en el presente hacer hormonas. No consideras la alimentación hasta mediados de la tarde si desayunaste Café Bulletproof.

El Ayuno Intermitente Bulletproof le dice al cuerpo de una mujer que es hora para que las células limpien la casa y quemen grasa como energía. Preserva la función suprarrenal más que la IF usual. Ya que estás usando las hormonas suprarrenales (catecolamina) para quemar grasa, cambia la partida para las mujeres.

Además de eso, las manos frías, niebla cerebral, irritabilidad y cansancio que vienen en la tarde con el Ayuno Intermitente tradicional no existen con el IF Bulletproof. Nuestros cuerpos fueron hechos para usar grasa como combustible – si hay suficiente grasa, funcionamos bien y nuestras hormonas funcionan y aun así podemos perder peso.

Fertilidad y atractivo

El Ayuno Intermitente Bulletproof tampoco señala que estás en hambruna y deberías apagar tu fertilidad. En cambio, envía la señal de, "Estás en una tierra de abundancia, con un ambiente lleno de tipos de grasa que hacen bebés óptimamente saludables. ¡Se fértil! ¡Ten bebés!"

Las posibilidades son, que si quieres las características asociadas con fertilidad y vitalidad, ya sea que estés lista para tener bebés o no. Querrás que tu fisiología envíe la señal que estás bien alimentada y capaz de producir una fuente saludable. Esto se traduce en características atractivas:

- Cabello brillante
- Piel radiante
- Lívido saludable
- Peso Adecuado
- Conducta energética

No es superficial que tanto hombres como mujeres busquen ciertas características en un pretendiente. Esa es tu biología motivándote a gastar tu energía y recursos en una fuente que tendrá las mejores oportunidades. El atractivo te da pistas de que está sucediendo dentro.

El Ayuno Intermitente Bulletproof funciona mejor para los hombres también. Muchos han reportado que rompieron los estancamientos de la pérdida de peso usando el Ayuno Intermitente Bulletproof Intermittent que otros protocolos de ayuno intermitente no podían tocar.

Ayuno Intermitente Bulletproof para tus suprarrenales.

Hay un motive por el cual anhelas las comidas grasosas y saladas cuando estás estresado – cansancio suprarrenal. Escuchar a tu cuerpo y luego comer algo cargado de mantequilla con pasto y cubierto con sal de alta calidad le da a tus glándulas suprarrenales lo que necesitan. La ingesta de mayor grasa general combinado con un toque de sal rosada del Himalaya puede hacer maravillas para la función suprarrenal.

¿Qué dice la ciencia sobre ayunar intermitentemente para las mujeres?

Muchas gracias a Stefani Ruper de PaleoforWomen.com por escribir una excelente reseña de investigaciones sobre resultados del Ayuno Intermitente en mujeres. Destaca la evidencia de que los hombres y mujeres reaccionan a las dietas de forma diferente.

Vale la pena repetir la lista de principos de "Paleo para Mujeres" de Stefani porque hace un mejor trabajo de describir lo que una perspectiva evolucionaria de Bulletproof hace para las mujeres que lo que yo lo hago:

- Con una perspectiva evolucionaria, una mujer no trabaja en contra sino más bien trabaja con su cuerpo.
- Con una perspectiva evolucionaria, una mujer escucha a su cuerpo.
- Con una perspectiva evolucionaria, una mujer no se ve a si misma como separada de su cuerpo.
- Con una perspectiva evolucionaria, una mujer ama y respeta su cuerpo.
- Con una perspectiva evolucionaria, una mujer es libre.
- Con una perspectiva evolucionaria, una mujer se siente bien.
- Con una perspectiva evolucionaria, una mujer se ve increíble y real.
- Con una perspectiva evolucionaria, las barbillas suben.
- Con una perspectiva evolucionaria, una mujer es feroz.
- Con una perspectiva evolucionaria, las cosas no son perfectas.

Consejos para el Ayuno Intermitente Bulletproof:

- Si tienes más de 40 o sobrepeso, añade colágeno con pasto a tu Café Bulletproof por 30 días. Te sentirás hambriento a comienzos del día de lo que lo estarías si te saltases el colágeno, pero reiniciará tu leptina, una de las hormonas del hambre. Mantendrá la fructosa y azúcares al mínimo para niveles de leptina óptimos también.

- La zona verde de Bulletproof es alta para la retroalimentación de carbohidratos, pero no en la mañana.
- Si el Café Bulletproof te da molestias estomacales, asegúrate de comenzar con una cucharadita de Brain Octane Oil. Aumenta gradualmente a una cucharada completa. Usar aceite MCT o de coco en lugar del Brain Octane Oil puede causar molestias estomacales también. No es la misma cosa.

El ayuno intermitente es notorio entre las rutas ideales en cuanto te puedo decir para cortar tu ingesta de calorías, reducir el peso y mejorar el bienestar. Si nunca has escuchado sobre ayunar intermitentemente, no estoy sorprendido. Explicaré rápidamente que es y por qué recibe poca consideración por la industria de rutinas de alimentación y reducción de peso.

Ayunar intermitentemente es la acción de ansiosamente no comer por un período particular y establecido. Este tipo de ayuna se usa para cortar tus calorías sin tener una rutina alimenticia exigente por períodos retrasados. El problema con la mayoría de los planes de control de peso es que requieren demasiada autodisciplina para permanecer con ellos. Una gran cantidad de personas no pasan de 14 días y rápidamente recuperan cualquier peso que hayan perdido y como regla un par de libras más. Una metodología típica es no cenar un día hasta la cena del día siguiente.

Precedente: Come como lo harías normalmente el lunes y después de esa cena, no comas nada más hasta la cena del martes. Mantente usualmente comiendo a raíz de la cena el martes, hasta la cena el jueves, en el cual lo harás rápido hasta la cena del viernes. Así, en el presente comerás ordinariamente mientras cortas tus calorías por alrededor del 15% de la semana. Por cualquier período que comas el resto del tiempo típicamente y no comas un racimo de alimentos en medio de tu ayuna, te pondrás más en forma por la reducción de calorías. La reducción de peso esencialmente reducen a consumir un número más importante de calorías de las que estás ingiriendo y ayunar da un método simple para hacer esto.

Ayunar no depende de la utilización de alimentos, pastillas de dietas o suplementos de bienestar para que funcione. "No puedes poner ayunar en una pastilla y ofrecerla." Puedes hacerlo todo solo, sin gastar dinero cada mes en los artículos de las organizaciones de alimentos o suplementos. Toda esta industria no se lucra con ayunar. ¿Por qué motive examinarían y pondrían dinero en algo que demuestra una ventaja de no comer sus artículos? No lo harán, y este es el motivo por el cual de vez en cuando agarras impulso de ayunar intermitentemente. ¡Para las organizaciones de alimentos, solo somos compradores y solo se benefician con que nosotros devoremos! Es una actividad de Mercado gratuita y sin el interés, no hay beneficios que tener.

En mi cerebro, ayunar intermitentemente es un método increíble para perder peso y ponerse en forma como una flor. Uno de los problemas más preocupantes con ayunar para la reducción de peso es la increíble desinformación de supuestos especialistas, particularmente en reuniones en línea o sitios web. El problema con leer información en línea es que todo el mundo es visto como un especialista; sin importar que tan poco en verdad sepan. He leído detenidamente que ayunar hará que tu digestión se retrase rápidamente, que perderás peso de agua o que perderás músculo.

Similarmente, como con todo a través de la vida diaria, te propongo que hagas tu propia exploración y lo intentes tu mismo. Intenta no creerme sin percibir como tu cuerpo reacciona; siento que estarás increíblemente satisfecho con los resultados. Obviamente, antes de intentar cualquier nueva reducción de peso o programa de ejercicios, debes dependientemente consultar primero a un especialista.

Sin importar que tipo de estilo de cuerpo o que tanto peso debas perder; la reducción de peso siempre se reduce a tres avances directos. ¡La industria de bienestar y comer menos carbohidratos intentan hacerlo más incrementalmente problemático de lo que realmente es para poder ofrecerte la rutina alimenticia de la semana o las pastillas de mejoras más actualizadas que nunca funcionan!

Distribución de la relación músculo-grasa

Las mujeres soportan prácticamente el doble de la medida de la ración músculo-grasa que los hombres, básicamente para permitirles concebir y mantener bebés. La grasa es la Fuente real de la vitalidad requerida para los avances fetales y seguridad. No influenciamos donde las células de grasa escogen alojarse y psicólogo.

Las células de grasa en la parte baja del cuerpo, donde las señoritas en general ganan pulgadas, están incrementalmente inclinadas al almacenamiento de grasa. Las células de grasa en el área del pecho, donde los hombres, en general, tendrán peso adicional, están progresivamente inclinadas a segregar grasa. Las chicas que hayan contado las calorías verán que a medida que están más en forma, la relación músculo-grasa comienza a disolverse lejos del área del pecho primero, arrastrada por bajar la relación músculo-grasa.

Sin embargo, lo opuesto es genuino mientras se gana peso. Las células de grasa en las caderas, muslos, trasero y abdominales crecerán primero. Las chicas que tengan un adelgazamiento yoyo por un largo período tienen un área del pecho que está excesivamente más pequeña que su parte baja del cuerpo.

Hormonas

Durante el embarazo y el ciclo menstrual, las hormonas energizan el mantenimiento de agua en las células de grasa. La abundancia de líquido obstaculiza el curso y hace que sea progresivamente más difícil activar la grasa.

La progesterona en el cuerpo de las mujeres influencia el anhelar y el temperamento. Causa hambre durante la segunda mitad de tu ciclo menstrual y está a cargo de la necesidad codiciosa experimentada durante el embarazo. La progesterona adicionalmente causa pereza y cansancio haciendo que una esté menos inclinada a ejercitarse. Las chicas que toman pastillas anticonceptivas ganan todas las cosas considerando de 3 a 5 libras por síntoma.

Embarazo

Durante todo el embarazo, las células de grasa en el cuerpo de una mujer crecerán, sin embargo, frecuentemente se duplicarán. En el punto donde termine tu embarazo, esas células de grasa permanecen y siempre están preparadas para desarrollarse cuando el cuerpo ingiera una cantidad más importante de calorías de las que usa. Lo que, es más, el órgano tiroideo, el cual lleva la digestión, resulta ser famosamente lento durante el embarazo para permitirle al cuerpo aferrarse a la grasa. Por supuesto, después de unos chicos, el problema de reducción de peso puede intensificarse.

Menopausia

Durante la premenopausia (los diez años antes de la menopausia), las mujeres empiezan a crear menos estrógeno, la cual es una hormona defensiva. Asimismo, nosotros comenzamos a, y nuestro anhelo termina estando avigorado. Cuando comienza la premenopausia, la grasa en general se acumulará alrededor del abdomen y el pecho, expandiendo nuestro peligro de enfermedades coronarias.

Madurar

Comenzando a mediados de los 20, las chicas pierden alrededor de 7 libras de bulto cada década (contrastado con 5 en los hombres). Para exacerbar la situación, las chicas que no se ejercitan usualmente ganan de 1 a 2 libras de grasa al año – para siempre. También, el aumento significativo puede ser mucho mayor dependiendo en las decisiones de estilo de vida.

De esta manera, a mediados de tus 40, probablemente hayas perdido 15 libras de músculo metabólicamente dinámico y lo suplante con más de 20 libras de grasa dormida – y ¡eso es conservacionista! Tu digestión se ha obstaculizado drásticamente y la síntesis de tu cuerpo ha cambiado en términos negativos.

Para exacerbar el asunto, si has adelgazado (imagino que te has empeñado en un par), has acelerado el proceso de pérdida de músculo. Consumir menos calorías sin el ejercicio puede llevar a pérdida del 25 al 28% de músculos.

Madurar asimismo hace una sobre abundancia de grasa más seriamente de almacenar. A medida que la piel pierde su versatilidad y cuelga, es más difícil mantener las células de grasa, dándole a la piel una apariencia ondulada frecuentemente conocida como celulitis.

Por qué es Más Fácil para los Hombres

La testosterona anima el desarrollo del hueso y músculo. Los hombres no pierden testosterona tan rápido como nosotras perdemos estrógeno. Los hombres tienen más músculos, progresivamente minerales de huesos y en general comerán alrededor de 35% más cantidad de calorías que las chicas. Los hombres, asimismo reaccionan más rápido a los ejercicios de preparación.

Incluso aunque los hombres normalmente no viven tanto como las mujeres, comienzan y terminan con incrementalmente hueso, más músculo y más testosterona contrastado con las mujeres. Cuando una mujer tiene 60 años de edad, tiene presumiblemente de 20 a 30 libras de músculo en su cuerpo – SI no se está ejercitando.

Las damas asimismo enfrentan numerosas dificultades sociales y pasionales, las cuales las pueden llevar a un estado captivo de la escala, mantener una distancia estratégica del ejercicio debido a un miedo paranoico de construir y sucumbir al punto de disminuir y tener a la mano arreglos de solución, todo lo que solo intensifica el problema, estos sentimientos de inquietud, confusiones y el coco, los cuales mantienen a una gran cantidad de mujeres prisioneras, pueden sin mucho esfuerzo llenar un libro, pero aun así necesitamos rodearlo y hablar sobre arreglos que SI funcionan.

Ya que comprendes las dificultades excepcionales que enfrentan las mujeres, debemos discutir como vencerlas para lograr el cuerpo sólido, delgado y en forma que genuinamente necesitas.

El ejercicio es la forma de consumir grasa. Cuando completas una cosa consolida 2 – 3 calidades y ejercicio cardio en tu rutina semanal al usar los diez consejos acompañantes. ¡Los resultados están asegurados!

Aquí están los 10 secretos de consume de grasa para las damas.

1. Calienta antes de un curso instruccional de calidad – Calentar expande el flujo sanguíneo a los músculos en alrededor del 55%, dándote una mejor retirada del músculo. Sudarás antes, lo cual maneja tu temperatura corporal. Adicionalmente inicia la asociación neuromuscular, lo cual inicia la llegada de almidones y compuestos de grasa y hormonas mientras disminuyes tu esfuerzo aparente en medio de los entrenamientos de calidad. Solo 5 minutos de paseos o ciclismo satisfacerán esta necesidad.

2. Cambia tus ejercicios cardio - Alterna entre al menos dos actividades cardio como dar paseos y el ciclismo o el kickboxing y ejercicios de pasos de alto impacto. Esto ayudará a construir tu bienestar cardiovascular idealmente, mantén el componente de la diversión en el ejercicio, esto te ayuda a evitar ejercitarte de más, tal como el daño. La preocupación primaria es que consumirás más calorías.

3. Consolida varios sistemas cardio – Usa una mezcla de ejercicios consistentes, intermedios, en circuito y Fartlek (de velocidad). Cambiar las estrategias le da poder a tu cuerpo para ajustarse y resultar ser proficiente en aumento. Fluctúa el poder y adapta estilos de influencia. Por ejemplo, cuando has estado dando paseos de la forma similar, al mismo paso a diario, empieza a incorporar estallidos de intermitencia rápida. La regla básica es que el cambio es lo que mantiene al cuerpo avanzando, hacer mejoras y consumir grasa.

4. Planea tus ejercicios en Fases – Organiza tus tareas en una estructura cíclica. Por ejemplo, por un tiempo, ejercítate con una menor intensidad por 45 a una hora y, después de eso, por la espalda medio mes, completa de 20 a 30 minutos con tu fuerza más tolerable. Las siguientes 2 a 3 semanas ve con una intensidad moderada de 30 a 45 minutos. Este marco te permite mantener un estado anormal de bienestar y no entrenar de más. Estas estructuras de ciclos de ejercicio permitirán a tu cuerpo resultar ser progresivamente efectivo en el consumo de grasa.

5. Entrenamiento de Circuito – Realiza varios ejercicios de estiramiento intercalados con pequeñas secciones de cardio. Por ejemplo, realiza prensa de piernas, soslayos de lado y abdominales seguidos de 3 minutos de ciclismo. En ese punto haz otros tres ejercicios de calidad seguidos por un paseo de 3 minutos. El ejercicio de alta intensidad tiene una menor tasa de deserción, es un quemador de calorías proficiente, aumenta la calidad estable y disminuye la relación músculo-grasa.

6. Entrenamiento de Calidad con Ejercicios Multi Articulaciones – Escoge ejercicios que funcionen con grupos de músculos – lo que significa que sea más de un grupo de músculos a la vez. Esto te dará el mayor millaje por entrenamiento. Los modelos incorporan sentadillas, saltos y flexiones. Por cada libra de músculo en tu cuerpo necesitarás de 35 a 50 calorías al día para mantenerlo, mientras que cada libra de grasa en tu cuerpo requiere unas humildes dos calorías al día.

7. Ejercítate antes de cualquier otra cosa – Los ejercicios en la mañana tienen una mayor probabilidad de aparecer. Más tarde en el día, las posibilidades de que bordees tu ejercicio aumentan ya que surgen las interferencias y entra la debilidad. Los ejercicios en la mañana adicionalmente dirigen la respuesta de tus hormonas, avisando a tu cuerpo que segregue grasa y comience tu digestión.

8. Come una cena "preliminar" antes de ejercitarte – Comer una comida un poco ajustada antes del ejercicio te permitirá consumir grasa. Después de comer, tu glucosa aumenta y el ejercicio actúa como insulina para ayudar a dirigir la glucosa en la sangre. Comer asimismo te dará la vitalidad para un ejercicio incrementalmente fuerte – entonces consumirás más calorías.

9. Come de 5 a 6 pequeñas comidas al día – La comida tiene un impacto térmico, el cual significa vitalidad (calorías) para que tu cuerpo procese los alimentos que consumes. Comer varias veces al día expande las implicaciones térmicas, así que consumes más calorías. Comer más regularmente asimismo te protege de sentir como si se te negara la comida y evita que se asiente el hambre, lo cual puede hacer que consumas comida vorazmente.

10. Entrena con fuerza – Para obtener todas las ventajas de la actividad, deberías moverte de las "cargas rosadas" y paseos moderados. Intenta no vacilar para expandir tu oposición y desafiar tus músculos y estructura cardiovascular. Para transformar, necesitas impulsar tus puntos límites físicos más allá de lo que estás familiarizado.

¿Cuáles son los Riesgos y Efectos Secundarios de Ayunar Intermitentemente?

Ayunar intermitentemente está entre los planes de rutinas de alimentación más de moda aparte de todo lo demás, hecho proselitismo por celebridades de Hollywood, ejecutivos de Silicon Valley e influencers de Instagram. Sus seguidores se privan de alimentos en el rango de 16 horas a un día completo, con muchos jurando por su reducción de peso, mejora de la mente y diferentes ventajas.

Investigaciones continuas recomiendan que el ayuno intermitente puede permitirte perder libras y luchar contra un gran grupo de alimentos constantes, incluyendo enfermedades coronarias, diabetes, Alzheimer y enfermedades. Algunas incluso señalan su capacidad de prolongar la vida. En cualquier caso, los especialistas con los que hablamos notan que estos descubrimientos acompañan condiciones: La mayoría de las investigaciones sobre el ayuno intermitente ha sido hecho en criaturas y un par de examinaciones en humanos allí fuera han dado un vistazo a indicadores del bienestar (como los niveles de glucosa) opuestos a resultados de bienestar reales (como diabetes) y han seguido solo un par de meses. "No ha habido una ponderación a largo plazo de construir que ayunar intermitentemente tenga resultados excelentes. Puedes abstenerte de ayunar al derecho y al revés, sin embargo, si tienes mayores necesidades calóricas – eso es, en caso de que estés por debajo del peso apropiado, seas menor de 18, estés embarazada o lactando, diferentes especialistas que conocimos dijeron. Asimismo, abstente de ayunar cuando tengas diabetes ya que ayunar puede causar que tu glucosa caiga a dimensiones peligrosamente bajas.

Absolutamente no debes hacerlo rápido en caso de que seas vulnerable a acumular problemas de dietas. Los factores de riesgo incluyen tener un pariente con un problema de dietas, perfeccionismo, impulsividad y precariedad del estado de mente. La restricción de dieta puede causar problemas nutricionales en individuos con estos factores de riesgo: incluyen y ponderan ayunas relacionadas con un mayor peligro de bulimia en específico.

Sentirás hambre.

Puede que veas a tu estómago protestar en medio de los períodos de ayuno, particularmente en caso de que estés acostumbrado a toques constantes. Las noticias inspiradoras son que; puedes encontrar una forma de hacer esperar al hambre.

En medio de los período de ayuna, abstente de dar un vistazo, oler o no obstante ponderar alimentos, lo cual puede activar la llegada de corrosivos gástricos a tu estómago y hacerte sentir hambre.

Capítulo seis

Síntomas de Ayunar Intermitentemente Que Tienes que Conocer

Adelgazar sin restricciones de alimentos parece ser poco realista. Mira si ayunar intermitentemente es genuinamente para ti.

Ayunar intermitentemente es una estrategia de reducción de peso innegablemente bien conocida que usa períodos de comer y ayunar para controlar tu ingesta de calorías – unas pocas personas limitan sus períodos de comer a solo 8 horas al día mientras que otros pasan rápido dos días siete días por ejemplo. En contraste con diferentes planes de control de peso, ayunar intermitentemente no te revela que comer; en vez, resalta cuando debes comer. Como se indicó por una investigación distribuida en el diario Science Daily, ayunar es un método exitoso para adelgazar y disminuir el esfuerzo circulatorio. Antes de que puedas abordar, aquí simplemente están los síntomas que debes planear.

Atiborrarse

Muchos individuos se meten a ayunar intermitentemente porque tienen la opción de comer lo que sea y aun así adelgazar parece ser atractivo. Antes de comenzar a devorar revisa tus anhelos antes de terminar rápido, recuerda que las calorías aún son el problema. Es imperativo incluso ahora tener una rutina de alimentación decente si no necesitas que tus esfuerzos de ayunar se vayan por el retrete.

Anhelos

Pasar bastante tiempo sin alimentos hace que sea más difícil mantener tu cerebro alejado de eso. Las posibilidades son que estarás ocupado con revisar durante el tiempo antes siempre que puedas comer y eso puede ser un procedimiento complicado. Es así mismo típico para tu cuerpo comenzar a necesitar alimentos azucarados y grasosos.

Episodios emocionales

Al momento que tu cuerpo se acostumbre a comer rutinariamente, comenzar un ayuno intermitente puede resultar en algunos verdaderos anhelos por comida. La hormona ghrelina, la cual está a cargo de hacernos sentir hambre, estará en tope de las ocasiones que estés acostumbrado a comer. Se Vuelve particularmente extrema si necesitas llevar de regreso tu desayuno ya que tu cuerpo no será usado para tener carencias en las mañanas. Ese es el punto en el cual el irambre (ira de hambre) entra, expandiendo tu irritabilidad.

Baja energía

Es normal sentirse algo lento hacia el comienzo ya que tu cuerpo no está obteniendo su fuente estándar de combustible. En el punto que ocurra eso, debes hacer ejercicios ligeros y mantener tu día suelto. En cualquier caso, eso no significa que debes abstenerte. Ir por actividades ligeras mientras tu cuerpo se acostumbra a ayunar puede ayudarte a aumentar los niveles de energía.

Sentirse fresco

Limitar tu rutina de alimentación puede disminuir la tempratura central general de tu cuerpo, haciendote sentir frío más efectivamente que antes. Según una investigación distribuida en el diario Aging, los mayores que estuvieron bajo una restricción calórica de alrededor de 1769 calorías tuvieron una disminución en la temperatura central del cuerpo contrastado con aquellos mayores que comieron un normal de 2300 calorías.

Instrucciones para adherirse a la rutina de alimentación

Como cualquier rutina de alimentación, no deberías esperar obtener resultados a mediano plazo. La tolerancia al ejercicio, y comenzarás a recibir sus recompensas. Cuando quieras comer, ve y toma agua o un bocado bajo en calorías. Asimismo, puedes mantenerte ocupado del deseo de comer. Luego de nuevo, ten esta rutina de alimentación con un compañero para que puedan apoyarse el uno al otro bajo restricciones estrictas. Es asimismo motivador dares cuenta de que alguien experimenta el proceso contigo.

También, en vez de sumergirte en un rápido de 16 horas, acostumbra tu cuerpo yendo por una ayuna de 12 horas en algún punto del rango de las 9 pm a las 9 am y aumenta lentamente una hora cada semana. Con eso dicho, es esencial dares cuenta de que ayunar intermitentemente puede no ser para todos. En caso de que no estés Seguro de algo o tengas ciertas condiciones médicas, preferiblemente haz seguimiento con un especialista o dietista. Lo que es más, cuando el ayuno intermitente comienza a obstaculizar tu existencia regular diaria, puedes necesitar disminuir las horas de ayuna o dejar de ayunar dentro y fuera.

En esta sección se te dejará saber nueve consejos de reducción de peso rápidos y directos. ¿Es cierto que estás cansado de ser mirado y se rían disimuladamente debido a tu sustancial peso de más? ¿Te gustaría que te miraran debido a que tienes una figura corporal candente y saludable? En ese caso, deberías empezar a aplicar estos consejos de reducción de peso rápidos y directos para mejorar el bienestar de tu cuerpo y apariencia. Lograrás tu objetivo y tu nuevo cuerpo candente será para babearse. ¡Debemos comenzar!

- Pre planea tus cenas y tentempiés. Al hacer esto, te das cuenta de que estás comiendo precisamente la cantidad que planeas comer para la tarde y estarás menos persuadido para comer bocado.

- Nunca debes pasar hambre ya que el cuerpo experimentará los efectos de sentirse enfermo de verdaderos problemas médicos. Esto llevará a dificultar tu digestión y causar otros daños al cuerpo.

- Antes de comer, puedes tomar las mejoras naturales para disminuir que la ingesta de grasas y calorías se acumulen en el cuerpo.

- No te saltes comidas. Come incrementalmente comidas saludables y nutritivas, por ejemplo, comidas con hojas. Debes comprometerte para mantenerte a una distancia considerable de las azúcares.

- Come todas tus comidas con normalidad. En vez de cubrir todo el plato con comida como lo normal, disminuye la medida de las comidas que comes en tu almuerzo normal o bocado a alrededor 1/3.

- No cenes ni comas bocados después de las 8 PM.

- Beber un montón de agua de virus a diario puede asistirte con perder peso. Cuando bebes agua fría, tu cuerpo utiliza calorías adicionales para aumentar la temperatura a la temperatura del cuerpo. Un método simple para perder la grasa no deseada es ir hacia el agua rápidamente ya que puede traer el perder un normal de 1 a 2 libras al día, una mayor ayuda con los ejercicios relacionados con el estómago y disminuir el bloqueo.

- Las personas regularmente arruinan la sed con anhelar. Si previamente comiste y aún te sientes algo hambriento bebe un importante vaso de agua de virus. Si sin embargo estás ansioso, en ese punto, ten un pequeño bocado.

- Caminar es notorio entre las mejores alternativas gratuitas de reducción de peso. Dar un paseo de 30 minutos todos los días te ayudará a consumir calorías. Comprométete para hacer que sea divertido al posiblemente pasear a tu canino o dar un paseo con un compañero. Recuerda que practicar añade a nuestro nivel de vitalidad y bienestar y acerca el adelgazar normalmente.

Tienes cada uno de los consejos de reducción de peso simples y rápidos para comenzar a aplicarlos a tu estilo de vida para permitirte perder libras normalmente y de inmediato. Se fiable, osado, auto estimulado y devote a intentar tu logro de reducción de peso. En particular, estos consejos de reducción de peso directos que te ayudarán a tener un peso increíblemente saludable.

Pérdida de Peso Simple y Rápido

El paso inicial para una reducción de peso rápida y directa es vigilar lo que comes (cálculo de calorías), comprender lo que es una calorías y entender cómo afecta tu peso.

Una caloría es una unidad de estimación que estima la medida de vitalidad contenida en una comida o refrigerio. Nuestro cuerpo usa la energía de las Calorías para realizar todo desde las capacidades fundamentales del cuerpo para caminar, correr, incluyendo las programaciones diarias. Nosotros como un todo tenemos prerrequisitos de calorías específicos esperados para mantener nuestro peso actual; cuando comes menos calorías o consumes más, al final, adelgazarás. Esto se conoce como déficit de calorías. Una buena guía estándar es que una libra son alrededor de 3,500 calorías y si tienes una carencia de 3500 calorías en siete días, llevará a una reducción de peso de aproximadamente una libra. Ten cuidado de cortar tus calorías excesivamente bajo (debajo de 1,200) ya que hacerlo podría poner en peligro tu bienestar.

Entre más pienses en las Calorías, y entre más vigiles tu ingesta de calorías versus las calorías consumidas, más control tendrás sobre tu peso. Entonces, para una reducción de peso rápida y directa, la clave es revisar las calorías y cortar las calorías para perder libras individualmente. La revisión de las calorías es simple y exitosa.

Bebe mucha agua a diario para permanecer hidratado. Realmente necesitas beber de seis a ocho vasos de agua de 8 onzas al día.

Duerme lo suficiente: ¿Te diste cuenta de que descansar lo suficiente puede afectar tu capacidad de adelgazar? No descansar lo suficiente puede hacer que comas más frecuentemente o te vayas por opciones pobres. Descansar lo suficiente adicionalmente garantiza que te sentirás suficientemente estimulado hacia el comienzo del día para ejercitarte y trabajes al límite. Sin importar si no puedes incluir unas horas para dormir más, deja un poco de esfuerzo para relajarte, practicar las respiraciones profundas y el yoga, lee o escucha algo de música relajante consistentemente.

Top 10 de Ideas para la Pérdida de Peso Fácil y Rápida:

1. Desayuna: Asegúrate de Desayunar, saltarte el desayuno puede obstaculizar tu digestión y además obstaculizar el proceso de reducción de peso.

2. Vigila tus partes: El control de las porciones es el principal avance para la pérdida de Peso Fácil y Rápida, comer mucho incluso comidas saludables, pero detener tu reducción de peso. Usa platos para porciones más pequeñas en vez de un plato más grande.

3. Selecciona Granos Enteros: Reemplaza lo "blanco" (Pan, Arroz, Pasta, Harinas) por granos enteros y controlarás tu glucosa y te sentirás mucho más.

4. Ejercicio: 45 minutos diarios de preparación de solidaridad cambian tu digestión para consumir calorías incluso si estás bastante tranquilo (descansando).

5. Come más fibra: La fibra te motiva a permanecer más lleno e incluso puede mantener a la glucosa a cargo.

6. Saca a pasear la grasa: Haz que esa caminata sea algo más excepcional y consumirás más calorías y juntarás más músculo.

7. Establece pequeños objetivos: Sin lugar a dudas genuinamente tienes que perder esas libras adicionales y establecer metas alcanzables.

8. Vigila lo que Comes: Puedes comer más o más regularmente de lo que puedes sospechar y asimismo no beber tus calorías. Come productos naturales en vez de beber jugos de productos orgánicos.

9. Vigila la Comida Emocional: La comida emocional puede estar manteniendo ese último par de libras.

10. Vigila tu Ingesta de Calorías (no muy baja): Cortar mucho tus calorías puede tener un impacto no favorable. Puedes rendirte en intentar estar más en forma en caso de que no estés comiendo suficiente.

Dietas de Pérdida de Peso Simples y Rápidos

La gran mayoría de los compromisos para perder libras están prácticamente en la búsqueda de cuáles son los arreglos de reducción de peso y también intentar confiar en una forma simple que exista. Muchos regímenes alimenticios garantizan una reducción de peso simple, rápida y eficientemente. Bien puede ser problemático escoger que hacer como resultado de enfrentar información la cual adelgaza, expresa los casos de reducciones de peso simple. Enseñar un par de aproximaciones directas para quitar las calorías de tu rutina de alimentación puede ser convincente si se vuelven a hacer en tu estilo de vida.

Puedes estar entre la cantidad considerable de individuos que han gastado grandes cantidades de dinero en pastillas de reducción de peso u otros medicamentos para adelgazar. Puedes haber visto que una vez que dejas de tomar estas tabletas o tomar el tratamiento, tu cuerpo comienza a aumentar de nuevo una vez más. Estas pastillas y proyectos de reducción de peso rápido pueden funcionar brevemente, pero sin embargo no condicionan a tu cuerpo para que consuma la grasa no deseada hasta el final. Entonces ¿por qué quemar el dinero implementando arreglos como pastillas para reducir peso rápido, abstenerse de la comida para perder de peso rápido y otros planes para estar saludables transitorios? Puedes tener una reducción de peso rápida y respaldada al mezclar una rutina de comer saludable y un programa de ejercicios.

Para ponerte más en forma y mantener la carga fuera para siempre, debemos consolidar las inclinaciones de comer saludable con el ejercicio acostumbrado. La mayoría de los planes de control de peso son de "moda prevalente" comer menos. Los planes de alimentación más robustos incluyen comer comida que no haya sido procesada, por ejemplo, productos orgánicos, vegetales, carnes magras y lácteos. Puedes haber escuchado efectivamente este consejo anteriormente; sin embargo, funciona intentar comprar comida sólo externamente de los pasillos de nuestra tienda dónde están los productos frescos y las carnes.

Para lograr tus objetivos de reducción de peso, consolidar el ejercicio con tu plan de comida saludable es el método más rápido para progresar. Cuando añades práctica regular a tus propensidades diarias, no necesitas bajar mucho tus calorías para conseguir las ventajas. Si comes menos calorías de las que tu cuerpo necesita y te ejercitas lo suficiente, adelgazarás.

Las reducciones de peso más rápidas y directas se abstienen de comidas que son no saludables. Tu respuesta para reducciones de peso simples es establecerse con elecciones de comida saludables y ejercitarse todo el tiempo.

Consejos de Pérdida de Peso Fáciles y Rápidos Solo Para Ti

Si buscas consejos para ayunar y una reducción de peso directa, en ese punto, da una consideración cercana. Aunque un par de consejos de reducción de peso no serán suficientes para ponerte en forma todo el tiempo, sin embargo, unas pocas buenas pistas, te pueden permitir darte idealmente más inspiración para continuar hacia delante y aprender. Ya que confío en que todos pueden perder libras excepcionalmente rápida y directamente si aprenden independientes de alguien más y no dependen de los "maestros" de la pérdida de grasa.

Consejos de ayunar y reducción de peso directa

La preparación de calidad/peso es un método único para consumir grasa ya que ayuda a tu metabolismo. El problema, sin embargo, es que los individuos no usan cargas sustanciales, similar a lo que se asume. El objetivo debe ser dependientemente mejorar tu ejercicio pasado y llevarte a la siguiente dimensión. Cuando se queda en un tamaño similar y se utiliza un peso similar con repeticiones similares, en ese punto no consumirás suficientes calorías.

Saltarse las cenas es una actividad excepcionalmente terrible, y genuinamente tienes que hacer un plan de comida innegable, para que no termines sin comer por 6-7 horas. Comer pocas comidas innecesarias y hacerlo normalmente, es una tendencia que no debe ser rota. Si tienes trabajo de oficina, en ese momento indudablemente puedes tomar un batido de proteínas ya que para eso son.

El sueño es otra parte fundamental de la reducción de peso y si no duermes lo suficiente, en ese punto, tu cuerpo no podrá recuperar la preparación de peso y los ejercicios de preparación de cardio. Así que haz el suficiente esfuerzo para dormir lo suficiente, para la mayoría, es alrededor de 9 horas, quizás algo menos para algunos y más para otros. En cualquier caso, el adversario de la reducción de peso es una anomalía, ya sea el ejercicio, alimentación o descanso.

Capítulo Siete

Mejores Métodos de Pérdida de Peso Rápida y Sencilla – Sin el Golpe

¿A quién no le gustaría perder libras? Sin importar si necesitas buscarlo para la temporada de bikinis o estás estresado por tu bienestar debido a tu peso, puedes adelgazar. Si necesitas estar más esbelto, necesitas comprender que es algo en lo que debes enfocarte y mantenerte. Algunos planes de reducción de peso dicen que te permitirán perder tus libras rápido pero frecuentemente no te dan el período de vida que deseas, después de un breve período las libras en general volverán a llegar.

Te pondrás más en forma si las calorías que gastas son menos, en ese punto, las calorías que consumes son magras y directas. Luego, de nuevo, muchos regímenes alimenticios que garantizan ayunar para la reducción de peso harán que pierdas masa muscular junto con tu grasa, básicamente trabajando en reversa. Así que si te falta algo para las dos libras por semana, sin duda estás consumiendo más músculo y agua que grasa real.

Estas presuntas dietas de reducción de peso rápido bajarán tu metabolismo. Esto hace que tu cuerpo se coloque a si mismo en modo hambruna. Este modo se compone de una baja tasa de metabolismo de repuesto; sin embargo, tanta vitalidad como pueda esperarse que razonablemente baje el procedimiento de consumir grasa.

En el punto en que tu cuerpo necesite calorías lo principal en el plan de refuerzo son tus músculos, entonces cuando tu dieta de reducción de peso rápido comience a transmitir tu modo de pasar hambre, genuinamente te destruirá. Esto implica que perderás músculos que hayas obtenido de ejercitarte y resultarás incrementalmente drenado y cansado.

Esta es una razón esencial referente a por qué muchos tarados de comida saludables que se interesan en tales reducciones de peso rápido cuentan las calorías que en general les hará ganar el peso de nuevo directamente, además de unas pocas. Si necesitas ponerte en forma de manera segura y confiable, deberías hacerlo lentamente. Lo más seguro es que tengas que tener el mejor régimen de alimentación posible, un programa de ejercicios correcto y hacerlo como tal.

Come Bien Para Una Pérdida de Peso Rápida y Fácil.

Te pondrás más en forma si las calorías que gastas son menos, en ese punto las calorías que estás consumiendo son así de magras y directas. Luego, de nuevo, muchos regímenes alimenticios garantizaran nuestros apetitos y anhelos. Comer bien no solo garantizará que obtienes todos los suplementos imperativos, asimismo garantizará que te liberes del peso inaceptable. Junto al régimen de alimentación adecuado, también necesitarás ejercitarte regularmente para mantener el buen estado físico general y tener un cuerpo y cerebro saludables.

Aquí hay un par de consejos saludables que te permitirán a librarte del peso rápidamente.

- Hay otras técnicas más beneficiosas para cocinar, similar a saltear tus comidas, vaporizar, asar y calentar. El canto superficial y dorar profundamente tu dieta incluirá calorías adicionales en cuenta del uso de sobre abundancia de grasa y aceite. Asar a la parrilla, preparar y vaporizar garantiza que el tipo de comida sea sostenido como lo son los suplementos y nutrientes.

- Las bebidas espumantes y colas tienen toneladas de azúcar en ellas. Así que usa batidos de drenado y falsos productos orgánicos exprimidos que pueden comprarse en un bistro o un puesto de comida rápida. Concéntrate en el agua o incluso un vaso de jugo de lima fresco y diferentes fluidos como tés de hierbas son geniales fuentes de nutrientes y líquido.

- Antes que salgas de compras, haz un resumen de lo que necesitas. Acomódalo en comidas confiables y no deseables. Verifica si de verdad necesitas las cosas de pérdida, esto te permitirá eliminar cosas que no te suministren suplementos esenciales y fibra.

- Para evitar que consumas comidas vorazmente, asegúrate de que tengas un día específico donde puedas disfrutar del tipo de comida que tu cuerpo pide. Puedes comer muchos chips o puedes comer un par de cucharadas de tu yogurt congelado favorito.

Una reducción de peso simple y rápida es concebible si vigilas lo que comes y te ejercitas regularmente.

Purificar es un tipo de estrategia de desintoxicación que muchos individuos hacen – no exclusivamente para ponerse más en forma; sin embargo, para verse saludables y en forma. Te da un cuerpo sólido, cabello brillante y limpia tu apariencia. Ayunar es el método más confiable para drenar las sustancias no deseadas del cuerpo. Sigue el programa de ayuno cada año para hacer que tu piel brille y perder libras adicionales. Si lo haces rápido con una sopa o jugo, es concebible perder cinco 1bs cada vez. Hacia el comienzo, ayunar el agua puede dañar tu cuerpo ya que la desintoxicación rápida puede provocar mareos y migrañas de las toxinas siendo drenadas fuera de tu cuerpo.

Ayunar es un método para el confinamiento de calorías y purificación que expulsa el material malgastado de tu cuerpo. Debes comenzar tu programa de limpieza a través del ayuno intermitente, el cual se confina a jugos, agua y productos naturales como era. Nuestra colección contiene varios tipos de toxinas destructivas; ayunar es la mejor forma de desintoxicarlos. Hoy devoramos unos tipos de letales como el plomo en los cuerpos es muchas veces más notable que 2000 años antes. Las células interiores del cuerpo, finos tintes, aditivos, cojines, sabores de brebaje, colores, splashes dañinos, agentes de prevención de cáncer, acidificantes, operadores de secado, antiperspirantes, estabilizadores, fungicidas y muchas sustancias diferentes. Aquí estoy impartiendo el trabajo de ayunar junto a los alimentos de confinamiento de calorías. ¡Qué tal si comenzamos por los pulmones!

A través del agua, aire y alimentos hay una retención de unos pocos venenos que están empapando la tierra. El estilo de vida citadino puede llenar tus pulmones con 20 millones de partículas peligrosas como el plomo, dióxido, nitrógeno, monóxido PCB, radioactivos, rayos x y muchos más. Ayunar puede sin mucho esfuerzo limpiar tus pulmones de estas sustancias. Es un método exitoso para limpiar tus riñones, hígado, colon y cursos, filtrar la sangre, librar del peso adicional, drenar venenos destructivos, abrillantar la lengua y ojos y un nuevo aliento. Ayunar por varios días puede hacerle bien a lavar a fondo la parte dominante de una sustancia del cuerpo. Para comenzar de nuevo un proceso de recuperación y para rehacer el sistema inmune, debes mantenerte ayunando intermitentemente por cinco días. Antes de eso, es más inteligente comer productos del suelo, vegetales por tres o cuatro días. En este contexto, las costumbres de ayunar no demostrarán un aturdimiento al sistema relacionado al estómago. Toma jugo puro y algo de té verde a diario. En cualquier caso, los jugos de tomate o naranja no están permitidos durante los ayunos. Para hacer rápido tu proceso de limpieza, debes tomar suplementos de fibra cuando lo hagas.

En el punto donde los venenos se segregan de tu cuerpo, puedes encontrar algunos efectos secundarios como debilidad, desconcierto, trastorno del sueño, latidos del cuerpo, orinar con debilidad, piel texturizada, putrefacción, senos paranasales y muchos problemas diferentes. A diario, el jugo de limón puede ayudarte con algunos de estos problemas. Si independientemente encuentras algún inconveniente, debes visitar a un doctor. Es más inteligente tener la supervisión de un especialista en los programas de ayuno y limpieza.

Un Turco para Mejorar la Efectividad de Cualquier Dieta de Pérdida de Peso

Hay muchas razones por las cuales debes incorporar el ayunar como una parte de tu vida diaria, muchas de las cuales no tienen nada que ver con la rutina de alimentación. Ayunar es una idea que ha estado presente por bastante tiempo. Sin embargo, ha sido llevado a nuevos límites continuamente y se ha hecho parecer no exactamente parte sólida de un plan de bienestar y control de peso razonable.

Se ha intentado ayunar durante ese tiempo por razones tan variadas como políticas (suena Bobby Sands) y ayunos religiosos. La Biblia y muchas religiones diferentes avanzan ayunar como una aproximación para acercarse a Dios y lograr la iluminación. Hay asimismo algo de prueba física de que las dificultades pueden provocar una situación de incrementar la consciencia, presumiblemente algo de lo que se origina de la ausencia de nutrientes adicionales que el sistema tiene que procesar.

Ayunar asimismo se puede utilizar como un preludio a los métodos terapéuticos. Por ejemplo, la mayoría de los especialistas sugieren un ayuno de 12 horas antes de tomar un perfil de lípidos. Esto es adicionalmente una estrategia estándar antes de un procedimiento médico. Se sabe que suceden confusiones por la mezcla de alimentos y anestesia pueden suceder. Asimismo, en cualquier caso experimental prueba que ayunar puede afectar beneficiosamente diferentes partes de nuestro bienestar. Están los individuos que confían que ayunar el agua no puede funcionar para desintoxicar las células y revivir los órganos, sin embargo también pueden ayudar y potencialmente ayudar para aliviar tales males y condiciones como un alimento cardiovascular, dolor reumatoide de las articulaciones, asma, hipertensión, diabetes tipo 2, lupus y muchos trastornos autoinmunes progresivos.

Un patrón más actualizado de utilizar el ayuno como una guía en un plan de reducción de peso razonable es la idea de los ayunos discontinuos. Estos son ayunos transitorios que duran de 24 a 36 horas, los cuales ayudan a añadir a un déficit calórico total, además notando una reducción de peso más rápido. Este tipo de ayuno es fácil de ejecutar y se puede ajustar a la mayoría de las necesidades individuales.

Una amenaza que conocer sobre esto es el acto del ayuno extraordinario entre jóvenes. Esto puede llevar a diferentes tipos de problemas de alimentación, por ejemplo, bulimia y anorexia. Difícilmente algún adolescente tenga que tener ayunos atroces por razones de reducción de peso, y si alguno se considera que sí, debe ser bajo la supervisión de su doctor. Cuando los propósitos tras hacerlo rápido tengan algo que ver con esforzarse por ser escasos o algunas veces por falta de confianza, en ese momento se está listo para ofrecer percepciones. Los ayunos atroces, en general, aparecerán cuando ha sucedido un período de comer de más, con el plan de purificar el cuerpo de todo el exceso de nutrientes.

Ayunar puede ser un plan de reducción de peso adecuado y bastante importante. El uso de grasas transitorias relacionadas con un régimen de alimentación saludable puede ofrecer resultados de reducción de peso extraordinarios, tal como una porción de las ventajas auxiliares de ayunar. Esto unido con todos los impactos espirituales y beneficiosos que ayunar puede tener en la mente de un individuo hacen de ayunar algo en lo que debes pensar mientras decides tu curso.

Las 2 Mejores Formas de Desintoxicarse Seguramente

La idea de desintoxicar es algo en que se metieron de lleno los medios e incluso avanzaron por los motivos equivocados. Aunque regularmente sea "vendido" como "dieta" de reducción de peso, sus orígenes y también sus ventajas no tienen nada que ver con la reducción de peso. Como una práctica espiritual Antigua, ayunar tuvo la intención de ayudar a enjuagar el cuerpo y en el proceso, limpiar la psique y tu alma. Evitar alimentos fue visto como una tarea desafortunada y el final era un encuentro spiritual que te podía dejar sintiéndote avigorado y resucitado en el tope de la lista de prioridades y alma más que en el cuerpo.

Con las cosas como son, el procedimiento de desintoxicación puede hacerte perder una gran cantidad de sobreabundancia de peso y cuando este ejercicio resulte ser progresivamente bien conocido en la cultura occidental, de hecho, ha hecho cosas muy buenas por individuos con sobrepeso con regímenes alimenticios occidentales. Al purificar tu cuerpo del Desarrollo de venenos destructivos, mejoras cada procedimiento en tu cuerpo de la asimilación a un extremo e incluso te relaja. Consecuentemente, una desintoxicación puede tener muchas ventajas médicas siendo la reducción de peso una de ellas.

Tristemente, gran parte de los adelgazamientos de desintoxicación avanzados solo son peligrosos. En el estilo occidental típico, nos esforzamos por apresurarlo e incluso computarizar el procedimiento lo que, generalmente, tiene síntomas negativos. Con la supuesta dieta de Limonada y las interminables pastillas y elixir con la intención de "drenar" tu Sistema, la principal aproximación positive para completar una desintoxicación legítima es moverse lentamente y concentrarse en el bienestar y no la reducción de peso.

Las dos aproximaciones más ideales para hacer esto son con el ayuno intermitente y con un jugo de desintoxicación. El ayuno intermitente es casi lo mismo que muchas prácticas espirituales donde lo haces rápido por cortos períodos mientras que el ayuno de jugos es, incluso más, un desarrollo occidental con una metodología progresivamente lógica. Al exprimir productos orgánicos, vegetales y ciertas hierbas, puedes normalmente acelerar el procedimiento de desintoxicación. Ya que obtienes la ventaja de una mejora lujosa en nutrientes y nutrientes, el ayuno de jugos es ampliamente protegido y directo. Ayunar puede ser una prueba con no comer mientras que un jugo rápido puede llenar la apertura ya que los jugos llenan bastante e incluso son deliciosos.

Muchas informaciones y proyectos pueden asistirte con un jugo de desintoxicación. Es importante que obtengas los dos o tres planes importantes y que te adhieras a un calendario exacto. Referente a todos los tipos de ayuno, es increíblemente vital que hayas salido del rápido con seguridad y por lo tanto, te sugiero que no lo hagas a menos que ubiques un programa demostrado que puedas hacerle seguimiento.

Por qué el Keto es Más Efectivo con el Ayuno Intermitente

Es desafiante mirar a través de tu feed social sin escuchar a alguien sobre las ventajas de la dieta keto. Cuando de verdad necesitas empezar y obtener esos resultados de consume de grasa, necesitas considerar añadir el ayuno intermitente a tu rutina baja en carbohidratos.

Gran cantidad de celebridades están abordando la tendencia del ayuno intermitente keto y a la luz de las circunstancias actuales. Las dos funcionan juntas para acelerar la reducción de peso, sin mencionar estimular muchos otros beneficios mejoradores del rendimiento. Ayunar es un instrumento único para mejorar tu ciencia. Es gratis. Está disponible en todas partes. Es versátil. Es el motivo por el que dependientemente ha sido una pieza única de la Dieta Bulletproof.

Lee detenidamente para descubrir por qué el keto y el ayuno intermitente (IF) son la pareja más crepitante en Hollywood actualmente, por qué Bulletproof las Avanza a ambas y como puedes hacer que el estilo de comida consolidado funcione para ti.

Por qué el ayuno intermitente es extremadamente popular

Es impresionante que tantas ventajas puedes obtener de saltarte unas pocas comidas. El ayuno intermitente usa un amplio rango de uso para tu cuerpo. Aquí están siete de sus beneficios:

Aumenta la pérdida de grasa

Comer cada una de tus comidas en una ventana de 8 horas (dicho, comer a principios de la tarde y 8 PM y ayunar las otras 16 horas del día) causa una reducción de peso crítica sin revisar las calorías. [1] Aunque este tipo de ayuno intermitente cause reducción de peso sin importar lo que coman los individuos, las investigaciones demuestran que los individuos que lo hacen saludablemente pierden hasta el doble del peso (7% versus 3% de su peso corporal) ya que los individuos que lo hacen rápido mientras siguen comiendo basura. Así que, es como sea esencial seguir una dieta superior como la Dieta Bulletproof mientras eres rápido.

Expande la ganancia muscular

¿Estás estresado por perder músculo si lo haces rápido? Quizás esto calme tus preocupaciones: hacerlo rápido solitariamente 24 horas expandió la hormona de crecimiento (HGH, por sus siglas en inglés) en 2000% en hombres y 1300% en mujeres. HGH asume el primer trabajo en la estructura muscular. Impulsar tus dimensiones así de alto tendrá un tremendo impacto en tu constitución física. Las investigaciones muestran que las cantidades más elevadas de HGH llevan a menores aspectos del tejido versus grasa, mayor peso delgado y mejora de masa del hueso.

Acelera la recuperación

HGH asimismo lleva la mezcla de músculo proteína, la cual accelera el arreglo y causa que te recuperes más rápido de los ejercicios laboriosos o daños.

Hace que la Piel sea Elástica

La HGH generalmente baja a medida que envejeces. Cuando a los sujetos se les dio suplementos de HGH, además del hecho que perdían grasa y fabricaban músculo, el grosor de su piel mejoró – haciendo que estuviera más fundamentado y fuerte para las listas y arrugas.

Obstaculiza la maduración

Ayunar se inclina a tu generación fundacional de microorganismos. Los microorganismos fundacionales se asemejan a una plastilina orgánica – tu cuerpo luego las transforma en cualquier célula que necesite y las usa para suplantar las células y dañadas, manteniéndote más joven a nivel celular. Las células no desarrolladas son increíbles para tu piel, articulaciones, heridas viejas, tormento eterno y el cielo es el límite desde allí. Puedes intentar tratamientos de organismos similares... o simplemente puedes hacerlo rápido.

Mejora la función del cerebro

Ayunar te motiva a fabricar un cerebro superior, también. El ayuno intermitente expande una proteína en tu mente llamada BDNF que los investigadores han apodado "La ocurrencia supernatural de Crecimiento para tu cerebro." [7] BDNF mejora el aprendizaje y la memoria y puede permitirte producir caminos neurales más fundamentados, hacienda que tu cerebro funcione más rápido y aún más productivo, lo cual es particularmente significante a medida que envejeces.

Estimula la autofagia

La autofagia es una Fuente de limpieza para tus teléfonos. Es latín para "comerse a sí mismo", lo cual da justo en el blanco: cuando se enciende la autofagia, tus células filtran sus partes internas, disponen de lo que esté dañado o viejo e introducen nuevas fórmulas brillantes. La autofagia se asemeja a una revisión de tu vehículo: un poco tiempo después, todo fluye más fácilmente. Disminuye el agravio e incluso aumenta la esperanza de vida. Ayunar intermitentemente acciona, para citar a investigadores, la autofagia "significativa", particularmente en tu cerebro.

Disminuye la agravación

Ayunar intermitentemente disminuye la presión oxidante y los marcadores de agravación de todo el cuerpo. La agravación es uno de los conductores más significativos del mal rendimiento, maduración y enfermedad. Mantener la irritación baja construirá tu esperanza de vida y ayudará a tu cuerpo a funcionar mejor.

Ayuno Intermitente en una Dieta Keto

El Ayuno Intermitente o "IF", es una nueva ira moderadamente que se utiliza como una mejora en tu dieta. Gira alrededor de la planeación de tu consume de comida y puede tener unas ventajas a largo plazo. Hay muchos individuos mal informados acerca de ayunar, así que aclararemos eso y aclararemos como puede ser valioso el ayuno intermitente.

En tu aventura cetogénica, es esencial dares cuenta que tu prosperidad no solo está dirigida por comer suficiente grasa y proteínas y confinar los carbohidratos. Cuando comes, qué tan frecuentemente comes y la cantidad que comes sustancialmente afectan tu bienestar y función también.

Cuando tus resultados se hayan nivelado, o estés considerando comenzar una dieta cetogénica, esta parte te equipará con una aproximación para perder grasa progresivamente y mejorar tus niveles de vitalidad llamado ayuno intermitente. Si tienes que descubrir como calcular tus macros, visita nuestra Calculadora Keto.

No se requiere ayunar para ponerse en forma en una dieta cetogénica. Si no funciona para ti, en ese punto, no te fuerces a ser rápido. Confinarte irrazonablemente es trivial – no está justificado, a pesar de cualquier beneficio potencial si te hace miserable.

Hay dos términos esenciales que tenemos que comprender aquí primero: reafirmar y ayunar. Tu cuerpo te motiva cuando comes tus nutrientes y ayunas mientras estás entre tus comidas.

La Aproximación

Hay un par de metodologías referentes a ayunar intermitentemente.

Me salté comidas. Este es el punto donde evitas una comida para actuar una temporada adicional de ayunar. Normalmente, los individuos escogen el desayuno; sin embargo, otros quieren saltarse el almuerzo.

Eres ventanas de alimentación. Normalmente, esto consolida tu consumo total de macronutrientes en una ventana de 4 a 7 horas. El resto del tiempo, estás en estado de ayuno.

Lavado a fondo de 24-48 horas. Esto es lo que escoges para períodos de ayuno más amplios y no comes por 1 o 2 días.

No recomiendo hacer 1 rápido por varios días, sin embargo, comienza limitándote a ventanas de alimentación específicas. Normalmente, los individuos se confinan a los largos períodos de 5 pm – 11 pm. Los individuos regularmente llaman a sus ventanas de ayuno por números: 19/5 o 21/3, por ejemplo, implican 19 horas de ayuno y 5 horas de comer o 21 horas de ayuno y 3 horas de comer, separadas.

Cuando tienes el hábito de comer siempre a la misma hora, puedes intentar períodos cortos de ayunas de 18-24 horas. En ese punto, puedes hacer un juicio de si ayunar es para ti.

Sin importar si lo escoges hacer consistentemente cuando es siete días o dos veces cada semana depende de ti – haz lo que te haga sentir mejor y funcione bien en tu cuerpo.

¿Cómo Funciona el Ayuno Intermitente?

El propósito general de ayunar intermitentemente es permitirnos expandir la medida de alimentos que Podemos permitir en un momento. Nuestros cuerpos normalmente pueden ingerir una acción específica de alimentos sin el retraso de un momento, así que estamos haciendo un tipo de esfuerzo máximo en nuestro consumo de calorías.

Esto adicionalmente es una técnica increíble para los individuos que se atiborran. En general, observaré individuos que se rehusarán a revisar los tentempiés que comen al día y de milagro por qué ganan peso.

Tu cuerpo se cambiará a sí mismo a ayunar y no tendrás tanta hambre como solías tenerla. Esto te permite registrar apropiadamente y mantener las estimaciones de suplementos de qué es tu ingesta.

En este estado de ayuno, nuestros cuerpos pueden separar grasa adicional que se almacena para la vitalidad que necesita. Cuando estamos en la cetosis, nuestra colección de como ahora imita el estado de ayuno, siendo que tenemos casi nada de glucosa en nuestro sistema circulatorio, así que usamos las grasas en nuestro cuerpo como vitalidad.

El ayuno intermitente utiliza un pensamiento similar – en vez de usar las grasas que comemos para obtener vitalidad, usamos nuestra grasa almacenada. Con eso dicho, puedes creer que es extraordinario – puedes usarlas meramente rápido y perder más peso. Necesitas considerar eso más Adelante, debes comer grasa adicional para cumplir tus macros diarios (lo más importante). En caso de que te abarrotes de grasas acá, almacenarás la abundancia.

Aunque hay algunos puntos de reducción de peso de interés para ayunar, es más la acomodación del tiempo. Intenta no hacerlo muy rápido exclusivamente por la reducción de peso si odias hacerlo. Hay diferentes ventajas, sin embargo, hablaremos de estas también.

Ayuno intermitente – Asuntos del Tiempo de las Comidas

El ayuno intermitente es un término que usamos para representar la rutina de dieta en referencia a confinar tu uso de alimentos a una ventana de tiempo particular. Un procedimiento de ayuno periódico famoso, por ejemplo, es ayunar en medio de una ventana de 18 horas y comer durante la ventana de 6 horas que queda en el día.

Supongamos que tu última comida fue a las 6 pm la noche anterior y no comiste más nada después de eso. Para ejecutar un rápido intermitente, substancialmente limita comer hasta la media noche de la noche siguiente (de verdad, el tiempo de dormir se considera tiempo de ayuno). Para hacer esto consistentemente, almuerza entre las 12 pm y las pm y hazlo rápido por el resto del día.

Hay un gran rango de variedad para el ayuno intermitente. Estoy completando un rápido ocasional más cerrado para tres días, tres veces cada año. Esto implica no comer por tres días y comer ordinariamente hasta el rápido el siguiente. A diario, los ayunos intermitentes también son recetados. Él dice que es perfecto tener una o dos comidas a raíz de ayunar por la mayor parte del día para recibir las recompensas de ayunar intermitentemente a diario.

Es más probable que consideres como puede haber una ventaja a comer menos tan seguido como sea posible que va mas allá de lo que estás obteniendo con una dieta cetogénica. Limitar los carbohidratos y comer suficiente grasa y proteínas tiene bastantes ventajas médicas, incluso cuando añades el ayuno intermitente a tu estilo de vida puede construir vitalidad e invertir la maduración al equipar la intensidad de un procedimiento ganador del premio Nobel.

Un "Hack" De Estilo de Vida Ganador de Premio Nobel

Hace un año el Premio Nobel en Psicología o Medicina fue dado a Yoshinori Ohsumi por encontrar una porción de los instrumentos de autofagia – el procedimiento por el cual la célula se come a si misma. Externamente, esto suena como algo terrible para nuestras células – hasta que piensas sobre lo que en verdad está ocurriendo.

En el punto en que nuestras células experimenten el proceso de autofagia, las partes superfluas como las proteínas dañinas son reusadas y atacan los microorganismos y las mezclas calientes son evacuadas. Esto implica que la autofagia asume un trabajo importante en cesar el proceso de maduración, volteando las enfermedades y contra actuando contra los malos, pero sin embargo no ocurre regularmente. Ayunar, el confinamiento de las proteínas y la limitación de azúcares son las principales tres formas que pueden iniciar las formas de autofagia diversas – las cuales no son todas equivalentes. Esta es una parte de la motivación tras el por qué una dieta cetogénica tiene tal número de resultados beneficiosos y asimismo te demuestra por qué el ayuno intermitente es una aproximación para mejorar tu dieta significativamente más.

Ventajas de Ayunar Intermitentemente

Hay varias ventajas demostradas que se originan del ayuno intermitente. Una porción de estas incorpora niveles de lípidos en la sangre, esperanza de vida, crecimiento cancerígeno y niveles de testosterona. There are various advantages demonstrated that originated from intermittent fasting. Debajo, encontrarás varias razones por las cuales el ayuno intermitente en una dieta cetogénica puede ser algo por lo que deberías estar agradecido:

Lucidez Mental

Cuando tu cuerpo está ajustado al keto, tu cerebro puede seguir funcionando con las cetonas exitosamente, las cuales se obtienen de la descomposición de grasa en el hígado.

La grasa se ve como notoria entre los surtimientos proficientes de vitalidad para que tu cuerpo siga andando y tu cerebro es un comprador gigante de vida.

La mayoría de los defensores de alto cuidado están en unas cruzadas sobre la dificultad que experimenta tu cuerpo cuando no reabasteces de combustible con granos y productos naturales. Necesitas mantener una manzana y una barra de granola a donde sea que vayas. Sin embargo, la excelencia con el keto es que no.

Sin importar si a tu cuerpo le falta glicógeno (lo cual probablemente sea el motivo por el que estés en cetosis), puede depender de la cantidad de grasa de los alimentos que comes y provisiones que tienes. Eso implica que el poder de tu cerebro siempre puede estar a máximo poder. Menos nubosidad mental y más lucidez mental.

A medida que te climatices a ayunar, debes empezar a hacerlo rápido con normalidad. Lo que significa, posiblemente come cuando estés hambriento. Intenta no diseñar tu ayuno – deja que pase frecuentemente.

Bienestar

Los individuos dicen continuamente que, si no usas la significancia de las comidas pre y post ejercicio, perderás músculo cuando te ejercites.

Esto no es válido y lo es incluso menos cuando estás ajustado a la cetosis.

Ayunar mientras a la vez se ejercita puede llevar a varias ventajas a la larga, incluyendo:

Mejores ajustes metabólicos – Los estudios demuestran que el rendimiento de tu ejercicio aumentará a largo plazo cuando te ejercites en ayunas.

Mejor fusión de los músculos – Los estudios demuestran que las ganancias de músculos se elevan cuando entrenas en ayunas y tienes una ingesta de suplementos legítima.

Reacción mejorada a las comidas post ejercicio – Los estudios demuestran que la retención rápida de suplementos luego de un ejercicio en ayunas puede llevar a mejores resultados.

Han habido varias examinaciones sobre ayunar mientras que al mismo tiempo se prepara, incluyendo una de los competidores musulmanes durante el Ramadán. Se infiere que no hay impacto en el rendimiento en desarrollar mientras al mismo tiempo se ayuna – así que no tienes ningún motivo para estresarte.

Capítulo ocho

El ayuno intermitente y la dieta cetogénica son dos de los mejores diseños de alimentación entre los observadores de peso y los devotos del bienestar también. Aunque hay muchos contrastes entre ayunar intermitentemente versus el keto, pueden unirse para ayudar a identificar los resultados y lograr la cetosis mucho más rápido. Al practicar el ayuno intermitente con el keto, puedes aprovechar el tipo de ventajas que ambas traen.

¿Por qué motivo se Recomiendan el Ayuno Intermitente y el Keto?

El ayuno intermitente es un sistema que incluye limitar tu ingesta de alimentos a una ventana de tiempo específica a diario, y después ayunar por un período específico. Hay varios métodos de ayuna diferentes, con muchas variaciones que pueden ser adecuadas para casi cualquier inclinación del hogar o programación. Un par de los tipos más comunes de ayuno intermitente incorporan ayunos con días alternados, ayuno 16/8 y la rutina de alimentación 5:2, cada una de las cuales difieren dependiendo de la medida que vayas durante la semana.

Ayunar con el keto puede ser extraordinariamente valioso, principalmente si has alcanzado un nivel y no estás obteniendo resultados de la dieta cetogénica solamente. Aunque no se requiere, el ayuno intermitente keto puede transmitir las ventajas de tu rutina de alimentación a la siguiente dimensión y ayudarte a avanzar tu bienestar. Asimismo, se piensa que acelera la cetosis al ayudar a tu cuerpo a consumir las reservas de glicógeno más rápidamente, lo cual puede ayudarte a evadir las indicaciones de la influencia del keto para obtener resultados más rápidos.

Hay muchos ejemplos de keto y ayunar intermitentemente de superar la adversidad allá fuera y unas pocas razones que necesitas considerar añadiéndolas a tu ejercicio diario. Especialmente, el ayuno keto ha estado relacionado con unas ventajas, incluyendo:

Ayunar es convincente para mejorar los niveles de colesterol, lo cual puede ayudar a disminuir el peligro de enfermedades coronarias.

Mayor pérdida de Peso: Los estudios demuestran que ayunar puede disminuir el peso corporal y la relación músculo-grasa mientras asimismo mantiene corpulencia para mejorar la organización del cuerpo.

Mejor Control de la Azúcar en la Sangre: Ayunar puede no solo disminuir las cantidades de glucosa. Sin embargo, asimismo puede construir como es afectada la insulina para permitir a tu cuerpo utilizar insulina más productivamente.

Disminuye la Inflamación: Varios exámenes han descubierto que ayunar puede disminuir unos pocos marcadores de irritación, lo cual se piensa que asume un trabajo focal en el bienestar y la capacidad invulnerable.

Disminuye el Hambre: el ayuno intermitente keto puede bajar las dimensiones de leptina, la hormona de la saciedad que avisa a tu mente cuando es una oportunidad ideal de dejar de comer. Mantener los niveles de leptina bajos puede contratacar la protección de leptina de asistir a monitorear los anhelos y hambre.

Avanza la Función Cerebral: Las investigaciones en animales demuestran que ayunar puede mejorar la capacidad individual y salvar cierto bienestar del cerebro al impactar proteínas específicas asociadas con la maduración de la mente.

Instrucciones paso a paso para un Ayuno Intermitente con Keto

En este punto, puedes preguntarte: ¿cómo puedo hacer los ayunos keto e intermitentes? Al seguir solo un par de ventajas fundamentales, no es difícil comenzar y establecerte un progreso.

1. Escoge Tu Protocolo

Hay ciertas convenciones de ayuno distintivas, hacienda que sea simple descubrir una estrategia que funcione para ti. Para comenzar, escoge un plan que se ajuste a tu programación diaria y lánzate de inmediato. Aquí hay un par de los métodos más comunes:

- **Ayunar en días alternativos:** Este diseño de alimentación incluye ayunar un día si y un día no. Los días de ayuno puedes no comer de forma masiva o confinar tu ingesta a 500 calorías al día. Los días donde no ayunes, puedes seguir una sólida keto.

- **Ayuno 16/8:** el plan de cetosis de ayuno intermitente 16/8 consiste en ayunar 16 horas de un día y restringir tu ingesta de alimentos a solo 8 horas diarias. Esto, por mucho incluye no comer nada después de la cena y saltarse el desayuno a la mañana siguiente.

- **Dieta 5:2:** En este arreglo, sigues una dieta keto estándar por cinco días de la semana y restringes la ingesta a alrededor de 500-600 calorías los otros dos días.

- **Keto de Ayuno Intermitente 23/1:** Con esta técnica para ayunar intermitentemente, debes aferrarte a la ingesta de alimentos solo una hora al día y rápido por las otras 23 horas del día.

2. Calcular tus Macros Keto

A raíz de decidir tu convención de preferencia de ayuno intermitente, deberías comenzar arreglando tu régimen alimenticio por los días que comes. En una dieta keto estándar, 75 por ciento de las calorías totales se deben originar de la grasa, 20 por ciento deben venir de las proteínas y 5 por ciento se deben originar de los carbohidratos. Al comienzo, puedes comenzar con una dieta keto cambiada, la cual frecuentemente es vista como incrementalmente adaptable y directa de seguir. Con este arreglo de rutina de alimentación, alrededor del 40-60 de las calorías se deben originar de grasas keto sólidas con 20-30 por ciento de proteínas y 15-25 de almidones.

Hay muchas calculadoras en línea que te ayudan a decidir tu ingesta de calorías diarias requerida dependiendo de los elementos como la edad, orientación sexual y nivel de movimiento. Si tienes dudas de pulgar, no obstante, las personas necesitan alrededor de entre 2,500 calorías a 2,000 calorías a diario individualmente para ayudar a cuidar el peso.

3. Haz Arreglos de Comidas

Cuando hayas determinado tus necesidades diarias de suplementos y escojas que estrategia de ayuno funciona para ti, puedes comenzar a ordenar tus cenas, para comenzar, keto y ayunar intermitentemente.

Llena tu plato con muchas grasas sólidas, por ejemplo, aceite de coco, aguacates, aceite de oliva, mantequilla india y margarina con pasto con medidas razonables de alimentos con proteínas como carne con pasto, aves de corral sin cercar, pescado grasoso y huevo. Vegetales no sosos, hierbas frescas, nueces, semillas y bebidas sólidas como agua, caldo de huesos y té verde podrán probarse también.

4. ¡Comienza!

Ya que lo has acomodado apropiadamente, es una oportunidad ideal para comenzar con el ayuno intermitente keto. No obstante, cortar los carbohidratos, aumentar la ingesta de grasa y limitar el uso de alimentos a una ventana de tiempo particular diaria, debes asimismo asegurarte de permanecer hidratado y planificar tu rutina de ejercicio entre tu plan de alimentación. Aunque ejercitarse está bien en los días que lo haces rápido, es imperativo poner a punto tu cuerpo y abstenerse de impulsarse excesivamente fuerte.

Entonces, ¿hasta qué punto toma ir a la cetosis al ayunar? En una dieta keto estándar, normalmente toma de 2 a 3 días lograr la cetosis, incluso aunque pueda tomar hasta 7 días a veces. Muchos individuos encuentran que la adaptación keto a ayunar intermitentemente puede acelerar el proceso y ayudar a tu cuerpo a consumir los almacenamientos de glicógeno más rápidamente para ayudar a entrar a la cetosis.

Siete formas de ayunar intermitentemente

Hay un gran rango de métodos para el ayuno intermitente. Las técnicas cambian en el número de días rápidos y lo que se permite de calorías.

Ayunar intermitentemente incluye renunciar totalmente o en parte por un período, antes de frecuentemente comer una vez más.

Unas recomendaciones recomiendan que en este contexto de comer de comer puede ofrecer ventajas, por ejemplo, pérdida de grasa, mejor bienestar y una esperanza de vida aumentada. Los defensores garantizas que un programa de ayuno intermitente es más simple de mantener que los regímenes alimenticios de controlar calorías tradicionales.

El entendimiento del ayuno intermitente de cada individuo es individual, y varios estilos se ajustarán a múltiples individuos.

Siete formas diferentes de ayunar intermitentemente

Hay diferentes técnicas para ayunar intermitentemente y los individuos se inclinarán a varios estilos. Lee detenidamente para obtener respuestas referente a siete aproximaciones únicas par ayunar intermitentemente.

1. Ayuna por 12 horas al día

Los principios de esta rutina de alimentación son directos – un individuo necesita ajustarse y mantener una ayuna con una ventana de 12 horas consistentemente.

Como se indicó por ciertos especialistas, ayunar de 10 a 16 horas puede hacer que el cuerpo transforme sus reservas de grasa en vitalidad, lo cual segrega cetonas al sistema circulatorio. Esto debe apoyar la reducción de peso.

Este tipo de plan de ayuno intermitente debe ser una alternativa decente para los aprendices. Esto es porque la ventana de ayuno es moderadamente pequeña, una parte significativa del ayuno sucede durante el descanso y el individuo puede gastar un número similar de calorías a diario.

La aproximación más directa para hacerlo rápido en 12 horas es incorporar el tiempo de descanso en la ventana de ayuno.

Por ejemplo, un individuo puede hacerlo rápido entre las 8 p.m. lo que es más, 7 a.m. Tendrían que completar sus comidas antes de las 7 p.m. Además, mantenerse hasta las 7 a.m. para desayunar, sin embargo, estarían durmiendo por gran parte del tiempo intermedio.

2. Ayunar por 16 horas

Ayunar por 16 horas todos los días, dejando una ventana de comida de 8 horas, es conocido como la técnica 16:7 o la dieta de ganancias magras.

En el régimen 16:8, los hombres pueden hacerlo rápido por 16 horas al día, y las mujeres por 14 horas. Este tipo de ayuno intermitente puede ser útil para alguien que oficialmente haya intentado hacerlo rápido por 12 horas; sin embargo, no percibió ninguna ventaja.

En este rápido, los individuos, como regla, cenan a las 9 p-m. y después se saltan el desayuno del día siguiente, no comiendo de nuevo hasta principios de la tarde.

Una investigación en ratones demostró que restringir la ingesta de alimentos a 8 horas los protegió de la robustez, irritación, diabetes y enfermedades del hígado, no obstante, cuando comieron la misma cantidad de varias calorías de ratones que comieron en cualquier momento que lo deseaban.

3. Ayunar de dos a siete días

Los individuos que siguen el régimen de alimentación 5:2 comen cantidades estándares de alimentos restauradores por cinco días y disminuyen la ingesta de calorías los otros dos días.

Durante los dos días de ayuno, los hombres por mucho gastan 600 calorías y las mujeres 500 calorías.

Normalmente, los individuos separan su ayuno en días de la semana. Por ejemplo, pueden hacerlo rápido un lunes y jueves y comer normalmente los días diferentes. Debe haber una tasa de 1 día de no ayunar entre los días de ayuno.

Hay investigaciones restringidas sobre la rutina de alimentación 5:2, la cual es también conocida como el régimen alimenticio de Ayunar. Una examinación incluyendo 107 damas con sobrepeso o pesadas encontró que confinar las calorías dos veces semana tras semana y la limitación de calorías sin parar ambas tuvieron una reducción de peso comparable.

La investigación adicionalmente descubrió que esta rutina de alimentación disminuyó los niveles de insulina y mejoró como afecta la insulina entre los miembros.

Una pequeña escala contempla un vistazo a los impactos de este estilo de ayuno en 23 damas con sobrepeso. A través de la duración del ciclo menstrual, las damas perdieron 4.8 por ciento de su peso corporal y 8.0 por ciento de su relación músculo-grasa total. Estas estimaciones volvieron a lo típico para la mayor parte de las damas por los siguiente cinco días de comer saludablemente.

4. Cambia el día de ayuno

Hay unas variedades del plan de ayunar con días de por medio, el cual incluye ayunar cada día adicional.

Para individuos específicos el día sustituto implica un total de disminuir los alimentos saludables en los días de ayuno, mientras que otros individuos permiten hasta 500 calorías. En los días de alimento, los individuos normalmente comen tanto como lo necesitan.

Una examinación reporta que ayunar un día sí y otro no es viable para la reducción de peso y bienestar del corazón por motivos tanto de salud como de sobrepeso. Los especialistas encontraron que 32 de los miembros perdieron un normal de 5.2 kilogramos (kg), o un poco más de 11 libras (lb), en 12 semanas.

El día de ayuno cambiado es un tipo crítico salvaje de ayuno intermitente, y puede no ser razonable para los principiantes o aquellos con alimentos específicos. Puede asimismo ser difícil mantener esta ayuna a la larga.

5. Rápido de 24 horas semana a semana

Ayunar un total de 1 o 2 días por siete días, conocido como la dieta de Comer-Parar-Comer, incluye nada de alimentos por 24 horas en un extremo. Muchos individuos fueron rápido de desayuno a desayuno o de almuerzo a almuerzo.

Los individuos en este plan de rutina de alimentación pueden tomar agua, té y otras bebidas sin calorías durante el período de ayuno.

Los individuos deben volver a los diseños de alimentación normales los días donde no se ayuna. Comer como tal baja la ingesta de calorías del individuo, pero no confina los alimentos particulares que el individuo expande.

Hacerlo rápido por 24 horas puede ser desafiante y puede causar debilidad, migrañas o susceptibilidad. Muchos individuos encuentran que estos impactos se vuelven menos intolerables después de algo de tiempo a medida que el cuerpo se climatiza a este nuevo ejemplo de comer.

Los individuos pueden beneficiarse intentando un rápido de 12 a 16 horas antes de progresar a hacerlo rápido por 24 horas.

6. Saltarse Comidas

Esta forma flexible de tartar con el ayuno intermitente puede ser útil para los novatos. Muy amenudo incluye saltarse comidas.

Los individuos pueden escoger que comidas saltarse como se indicó por su dimensión de apetito o limitaciones de tiempo. Es esencial comer alimentos energéticos en cada comida.

Saltarse las comidas probablemente será lo mejor cuando las personas monitoreen y reaccionen a las señales de apetito de su cuerpo. Los individuos que usen este estilo de ayuno intermitente comerán cuando estén hambrientos y se saltarán comidas cuando seguramente no lo estén.

Esto puede sentirse más normal para individuos específicos que para las otras técnicas de ayuno.

7. La Dieta del Guerrero

La Dieta del Guerrero es un tipo de ayuno intermitente moderadamente extraordinario.

La Dieta del Guerrero incluye comer prácticamente nada, normalmente solo un par de porciones de comidas con hojas hechas en casa, en una ventana de ayuno de 20 horas, en ese punto comer una comida grande en horas de la noche. La ventana de alimentación generalmente es de solo 4 horas.

Este tipo de ayuno puede ser lo mejor para los individuos que hayan intentado diferentes tipos de ayuno intermitente hasta ahora.

Los simpatizantes de la Dieta del Guerrero garantizan que las personas sean comedores nocturnos característicos y que comer en horas de la noche permita al cuerpo recoger los suplementos por sus ritmos circadianos.

Durante el período de alimentación de 4 horas, los individuos se deben asegurar de que gastan muchos vegetales, proteínas y grasas empoderadoras. Deben asimismo incorporar unos pocos carbohidratos.

Aunque es concebible comer unos pocos alimentos en el tiempo de ayuno, bien puede ser adherirse a las reglas estrictas de cuándo y qué comer a largo plazo. Adicionalmente, ciertas personas batallan con comer tales comidas cerca de la hora de dormir.

Asimismo, está el peligro que los individuos en este régimen alimenticio no comerán suficientes suplementos, por ejemplo, fibra. Esto puede aumentar el peligro de crecimientos malignos y afectar adversamente lo relacionado con el estómago y el bienestar invulnerable.

Alguien en línea está listo para terminar con una nota positive el día 2 de su rápido de varios días ya que ella en ningún caso tiene hambre. En vez de incitar dices, "son solo las 10 AM, y ahora estoy tan ansiosa como un mostro avaricioso, no duraré todo el día, no puedo hacer esto hoy".

Los anhelos de comida eran tan confiables que no lo lograbas. "es más simple hacerlo rápido cuando no es un chiste", dicen los especialistas. Que toma un poco con una dieta baja en carbohidratos y preferirías no aguantar tanto tiempo.

Quizás no lo hayas intentado. Sin embargo, lo has contemplado. "Gracioso, no puedo hacer eso".

Imagina un escenario en donde haya una aproximación tranquila y segura donde comenzar. Además, considera la posibilidad de que tus capacidades actuales fueran suficiente.

Aquí está el boleto:

- En vez de considerar que es otra obligación problemática se lo debes a tu bienestar, haz un intento.

- Sepáralo en actividades pequeñas pero sin embargo logrables energéticamente que te prometerán que te envolverás,

- Vigila y desglosa lo que encuentres,

- Infiere: ¿ayunar es directamente para ti?

- Entonces, no te estás enfocando en ello, estás aquí para descubrir sobre eso. Ya que como muchas personas, aprendes hacienda. ¿No suena eso más directo ahora?

Antes de comenzar

Conversa con tu especialista antes de comenzar. Particularmente cuando tengas cualquier condición médica o en cualquier caso tomes algún medicamento. Para si te sientes debilitado.

Mantenlo sencillo. Ayunar (en esta prueba) se caracteriza por ingerir solo agua simple (nivelada o carbonatada), o espresso negro o té sin azúcar.

Mantenlo simple. Come tus cenas estándares en tu ventana de alimentación. Tanto como puedo decir, el ayuno intermitente funciona mejor cuando se une con un régimen alimenticio bajo en carbohidratos y alto en grasa de alimentos naturales y enteros. Sin embargo, impulsar la mezcla ideal para obtener los mejores resultados no es tu objetivo en este momento… solo es completarlo rápido.

La hora (por ejemplo 7 PM) se referencia sin esfuerzo. No necesitas marcarlos. Puedes cambiar las ocasiones según sea indicado por tu horario.

¿Qué días de la semana? Diría que ayunar los días de la semana es incrementalmente ventajoso porque progresivamente se organizan y tienen mejores factores. En cualquier caso, eso puede que no sea válido para ti. Lo que estás buscando son esos días donde puedas decir, "¿A dónde se fue el tiempo? ¡Me descuidé de comer!"

Los deslices están bien. Para comenzar, perdónate. Puedes obtener los puntos relevantes más recientes de interés para comenzar desde el Día 1. Haz lo que sea menos demandante para ponerte de nuevo en la rutina. Luego…

Concéntrate en tu motivación

¿Por qué motive te gustaría intentar el ayuno intermitente? ¿Cómo te puede beneficia resto?

Reducción de peso, mantenimiento de peso. Ayunar reduce hormonas, por ejemplo, insulina y expande el HGH y, lo que te hace almacenar la relación músculo-grasa en aumento disponible para consumir por vitalidad, así que pierdes grasa.

Aléjate de los recetado, alivia los efectos secundarios. Ayunar motiva a que evites la diabetes, enfermedades del corazón y reduce la inflamación.

Evita enfermedades particulares, esperanza de vida. Los estudios muestran que ayunar puede darte seguro en contra del Alzheimer, un crecimiento cancerígeno y puede permitirte vivir más.

Considera las razones por las cuales tomaste esta decisión cuando te sentiste "negado".

Aborda tus estrés

¿Qué te pone ansioso acerca de ayunar intermitentemente que te hace parar?

Está bien saltarse el desayuno, no es la comida más importante del día; es una comida imparcial, no hay nada valioso al respecto. En realidad, saltarse el desayuno no te hará ganar peso, y desayunar no iniciará tu digestión.

Está bien mantenerse alejado de los bocados. Los bocados no te permitirán ponerte más en forma ya que no ayudan a tu digestión. De hecho, esta examinación muestra que los bocados añaden robustez y enfermedad de hígado graso.

Tu digestión no se retrasará. Ayunar expande tu metabolismo y causa que sostengas más músculo mientras pierdes libras.

No hay motivaciones para preocuparse porque no es peligroso para tu bienestar.

¿Eres un juego? Deberíamos comenzar...

"La compulsión por detenerse debe ser más prominente antes de que vayas a tener éxito"."

- Proverbio chino

Día 1, no comas después de la cena.

| Come tus comidas típicas del día, sin embargo, deja de comer después de la cena.

Es improbable que estés increíblemente ansioso entre las 8-9 PM después que hayas cenado a las 7 PM. En cualquier caso, es el punto en el que te relajas en el asiento del amor, siéntate en frente del TV o invierte tu energía con tus amigos y familiares para soltarte. Lo que es más, como regla, acompaña con palomitas de maíz, papitas o yogurt congelado.

Cosas para ayudarte a medida que progresa la noche:

- Toma un vaso de agua o algún té tranquilizante de cosecha propia opuesto a comer los alimentos.

- Cepilla tus dientes. El sabor a menta puede ayudar a controlar tus anhelos. Asimismo, envía un mensaje subliminal de que terminaste de comer, o necesitarás cepillar tus dientes una vez más. Es una obstrucción suficiente que puede protegerte de comer.

- Descánsalo. Está bien porque comiste a lo largo del día, y comiste.

Día 2, Retrasa el desayuno

¡Hola! Lo completaste rápido en 12 horas.

Tu última comida fue a las 7 PM la noche anterior, y actualmente son las 7 AM. Son 12 horas. No comiste por una gran porción del día. Has balanceado comer y ayunar a una proporción de 50:50... doce horas de comer y 12 horas de ayunar. Esto es algo por lo cual estar agradecido.

Eso no fue tan difícil, o ¿dirías que lo fue? Todo lo que necesitabas hacer era dejar de comer después de la cena. ¡El tiempo pasa rápidamente cuando duermes!

Sin embargo, en este punto, es el ajetreo de la mañana. Tienes que salir de casa tan pronto como sea posible o llegarás tarde. Así que comes tan rápido como puedas o agarras algo apurado para comer en el vehículo. ¿Por qué?

| Retrasa el desayuno hoy. Cómelo cuando sea ventajoso. Toma agua, espresso o té.

No hay nada extraordinario acerca de aplazar tu primera comida del día hasta que sea ventajosa. Como después de ponerte al día con el trabajo o hayas dejado a los niños a la escuela en vez de en medio de la sobrecarga turbada de la mañana.

Después que tengas la oportunidad de trabajar, acomódate. Revisa tu correo electrónico, revisa tu libro de registros, planea tu día. No necesitas desayunar mientras haces esto.

10 AM. Es una oportunidad excelente para aprovechar al máximo tu desayuno sin el tumulto.

12 principios de tarde. Mediodía. Probablemente no estés hambriento porque acabas de comer. El reloj dice que es el mediodía, pero nuestro cuerpo no lo siente así. Está bien aguantar comer hasta que te sientas con hambre de nuevo.

2 PM. Actualmente estás ansioso, ten un almuerzo decente.

Cena a las 7 PM.

Desarrolla las ventajas tempranas: No comas después de la cena, aguanta el desayuno hasta las 10 AM.

Día 3, No comas bocados.

¡Casi listo! Lo completaste rápido en 15 horas.

Comiste a las 7 PM la noche anterior, deja de comer después de la cena y aguanta el desayuno hasta las 10 AM.

- Después del almuerzo hoy no tengas hasta la cena.

Consejos para permitirte abstenerte de comer:

- La cena está a solo un par de horas. Te das cuenta de que comerás pronto. Debes pausar.

- El apetito viene en olas. No es permanente; no deteriorará a la larga; morirá.

- El apetito puede que no sea genuino. Posiblemente estás seco. Quizás es una propensidad de comer de noche. Probablemente estás presionado, inquieto, estresado, miserable o exhausto, así que te restringes de comer. Bebe agua, espresso o té.

- Permanece ocupado. Haz algo de trabajo, una tarea, da un paseo o llama a un compañero. Antes de que lo sepas, es una excelente oportunidad de hacer una línea recta hasta la cena que te anticipa.

Come a las 7 PM.

Desarrolla los avances más tempranos: no comas después de la cena, pospón el desayuno hasta las 10 AM, no tengas bocados en medio de las cenas.

Día 4, Saltaste el desayuno.

¡Lo lograste! Lo completaste rápido en 15 horas – y no tuviste bocados.

Comiste a las 7 PM la noche anterior, dejaste de comer después de la cena, pospusiste el desayuno hasta las 10 AM y no tuviste bocados entre el almuerzo y la cena.

- Saltate el desayuno hoy al aguantar una hora más para comer. Esto hace que el almuerzo sea la primera comida del día a las 11 AM.

Retoca las habilidades que has aprendido:

Practicaste la comida consciente cuando no comiste mientras hacías otra acción.

Te abstienes por comer por sed, propensidad o sentirte que no comes hasta que sientes hambre.

Sentiste hambre tan corta. Haces las trampas que te ayudaron a llevar las olas de hambre hasta que se fueron.

Cena a las 7 PM.

Desarrolla los avances tempranos: no comas después de la cena, sáltate el desayuno, no comas bocados entre el almuerzo y la cena.

Día 5, Repite

¡Felicidades! Lograste completarlo rápido en 16 horas.

Comiste a las 7 PM la noche anterior; te saltaste el desayuno al comer tu primera comida a las 11 AM, no comiste bocados y no comiste de nuevo hasta las 7 PM.

Es una convención de ayuno intermitente llamada el Método 16/8 promovido por Martin Berkhan. Tiene unas pocas variedades. Es prevalente porque la mayoría de nosotros realmente no estamos hambrientos al comienzo del día, así que no es difícil saltarse el desayuno.

Tu ventana de alimentación se reduce a ⅓ del día (8 horas). Estás en la punta de la escala hacia una ventana de ayuno más prominente de ⅔ del día (16 horas). Empieza el impacto terapéutico.

- **Repite:** sáltate el desayuno, no tengas bocadillos entre el almuerzo y la cena, no comas después de la cena.

(Discretamente) El progreso a otras variedades expandidas del ayuno intermitente. Aplica el estándar de separar el rápido en zancadas pequeñas pero energéticamente posibles sobre algunos períodos no definidos y esfuérzate hasta que lo logres.

¿El ayuno intermitente es directamente para ti?

Ayunar, tal como comer un régimen alimenticio bajo en carbohidratos y alto en grasa es otro aparato para la reducción de peso y mejorar tu bienestar. En cualquier caso, la viabilidad de estos instrumentos depende en si puedes hacerlos confiablemente a medida que pasa el tiempo.

Aquí hay algunas ventajas y desventajas para permitirte escoger:

- Es básico y más simple apegarse a esto porque te saltas una(s) comida(s) cuando no estás hambriento o muy ocupado para incluso considerar comer.

- Puedes acomodarlo en tu estilo de vida, por ejemplo, planea alrededor de eventos raros, días festivos.

- Está el apetito (genuino o no). Tienes que construir la pericia para ir con el movimiento deseado al ser incrementalmente cuidadoso referente a por qué comes. Pero ya que es pericia, puedes aprenderlo.

Cómo Iniciar con el Ayuno Intermitente

Hay muchas discusiones acerca de Ayunar Intermitentemente recientemente. Todos necesitan saber si les beneficiará y cómo hacerlo.

Ayunar intermitentemente ciertamente no es una maravilla. Cuando comemos en este contexto, genuinamente estamos imitando la vida de nuestros precursores. Los alimentos no eran accesibles para ellos las 24 horas del día.

Ayunar no es hacernos pasar hambre tampoco. Solo es un aumento de lo que hacemos ahora. Una gran parte de nosotros lo hace rápido por 10 horas por noche, ¿no es así?

Las bases de AYUNAR CON KETO

Ayunar no es un régimen alimenticio; es una estrategia para comer. Es comer dentro de una ventana de tiempo. No es lo que comes, es cuando comes. Darse cuenta de las bases puede permitirte decidir si necesitas consolidar el ayunar en tu ejercicio diario.

Tipos de AYUNO

En el punto donde los individuos hablen acerca de ayunar en la dieta cetogénica, normalmente se referían a ayunar intermitentemente, el cual es el punto donde comerás dentro de un período específico. Hay un par de tipos de ayuno intermitente:

- **Comer dentro de una ventana diaria:** Esta es notoria entre la mayoría de las técnicas más reconocidas. Por ejemplo, puedes comer en algún punto del rango de entre las 11 am y 7 pm todos los días, dándole a tu cuerpo 16 horas para hacerlo rápido y 8 horas de ingesta de calorías. Algunos retrocederán que "reafirmar" la ventana a seis, cuatro o incluso escaso como una hora al día.

- **Grasa rápida además del ayuno intermitente:** Ayunar grasas, un momento de comer todas las grasas en comidas y tentempiés (comer bombas de grasa es un modelo), es bien conocido por ayudar a romper los niveles de reducción de grasa. El ayuno de grasas unido con el ayuno intermitente significaría comer toda la grasa en una ventana de tiempo específico.

- **Saltarse las cenas:** Esta es una técnica convencional para entrar al ayuno y gradualmente acostumbrarse a no comer por cada comida. Por ejemplo, puedes saltarte el desayuno entre los días de semana.

- **Sustituir los días de ayuno con los días de no ayuno:** Un modelo sería no comer nada por un par de días a la semana y comer los otros días con normalidad. Esto es menos sugerido que estrategias diferentes y puede ser irrazonablemente intolerable para muchas personas, en cualquier caso al comienzo. Una alternativa incrementalmente es la técnica 5-2 donde normalmente comes por cinco días seguido de dos días de comer 1/4 de tus calorías ordinarias.

DIETA CETOGÉNICA Y AYUNAR

Afortunadamente, ¡comer keto puede hacer el ayuno más simple y los alimentos altos en grasa en los alimentos cetogénicos te han sentir llenos y feliz con menos alimento!

Recuerda: es crítico comer hasta saciarse durante tu ventana de comida. Sin importar si necesitas obtener suficientes calorías y macronutrientes en tu día durante este tiempo. Quédate con solo agua, espresso negro o té sin azúcar y nada de alimentos durante tu tiempo de ayuno.

Actualmente, puedes preguntarte que es tan excepcional acerca de ayunar.

Ventajas de AYUNAR CON KETO

Hay una gran cantidad de ventajas de ayunar con keto. Aquí hay un par de ellas:

- **Para entrar en la cetosis más rápido:** Ayunar puede permitirte drenar los almacenamientos de glicógeno más rápidamente y distribuir el consume de carbohidratos para que puedas entrar a la cetosis más rápidamente. Incluso puedes arreglar un par de días antes de comer la dieta cetogénica. Tomar cetonas exógenas puede asimismo ayudar con esto. ¡Consolidarlas y se asemeja a la mejora!

- **Para perder peso más rápido:** Tal como con la cetosis, ayunar intermitentemente es una alternativa excelente para los individuos que necesitan adelgazar rápidamente. No exclusivamente el cuerpo comienza a separar la grasa por vitalidad, adicionalmente estás propenso a comer menos en general por ayunar intermitentemente.

- **Para obtener las ventajas de la restricción de calorías:** ayunar intermitentemente esta regularmente contrastado con la limitación de calorías, sin embargo, no son el equivalente. Ayunar intermitentemente da beneficios similares y es mucho más sencillo de seguir a largo plazo. Además, ayunar intermitentemente aún te motiva a obtener los alimentos apropiados y la ingesta de calorías a diario mientras aún se avanza en la reducción de peso.

- **Para aumentar la lucidez mental:** La cetosis y ayunar son útiles para la mente cuando usa cetonas. Una gran cantidad de personas pueden esperar mejoría en la lucidez mental y menos niebla mental para el día.

Sencillez: Seguir la dieta cetogénica puede parecer ambiguo mientras se viaja o se come fuera, sin embargo, no si no quieres hacerlo rápido. Quita el estrés de lo que comes y te dice que estarás bien saliendo hasta que puedas darte un buen festín keto.

MEJORA TU SALUD

Sin importar si no eres fanático de la reducción de peso rápido o diferentes razones anteriores, ayunar está justificado, a pesar de todo el problema solo por las mejoras médicas.

El ayuno estándar ha sido ligado a:

- Retrasar nuestros músculos a través del desarrollo mejorado y apoyo, tal como un enemigo que Avanza de la madurez.

- **Mejor digestión:** No solo ayunar es útil para la reducción de peso, puede asimismo beneficiar tu bienestar metabólico.

- **Mayor expectativa de vida:** ayunar puede cambiar la articulación de calidad que puede aumentar la esperanza de vida.

- **Inflamación reducida:** más allá de que una dieta cetogénica a largo plazo mejore como afecta la insulina ya que ofreces a tu cuerpo una mejoría temporal de los picos de insulina regulares del alimento, lo cual puede llevar a problemas metabólicos como diabetes tipo dos y ese es solo el comienzo.

- **Mejor sanación del cuerpo:** Ayunar parece haber mejorado la capacidad del cuerpo para sanarse a sí mismo.

Consolida AYUNAR CON LA DIETA KETO

Las diferencias primarias entre ayunar en cualquier régimen alimenticio y ayunar mientras se está en keto no están enredados: cuando rompes el hacerlo rápido, comerás alimentos de la dieta cetogénica. Esto es extraordinario porque tendrás la opción de mirar la cetosis (la cual es un espejo del ayuno) y sus ventajas, sin importar cuando comes comida.

Recuerda:

Asegúrate de que a pesar de todo estás permaneciendo dentro de tu macros de keto y comiendo suficientes calorías diarias en medio de los períodos de comer.

Ayunar como tal no es suficiente. Es adicionalmente crítico consolidarlo con una gran alimentación, suficiente descanso y trabajar en disminuir la presión. En cualquier caso, ese es el motivo por el cual es tan innovador cuando lo unes con una dieta cetogénica y alimentos altos en grasa.

Cuando encuentras que ayunar es problemático, puedes necesitar intentar ajustarlo a keto primero antes de lanzarte de cabeza a ayunar. En el punto donde tu cuerpo aún es dependiente de la glucosa, es seguro que estarás hambriento mucho más rápido, lo cual hará que sea más difícil mantenerte con tu plan de ayuno. En cualquier caso, cuando estás en la cetosis usas las cetonas para vitalidad, ayunar se siente progresivamente típico.

EJERCICIO DURANTE EL AYUNO

Es una fantasía que este tipo de ayuno haga tus músculos se malgasten. Lo mismo aplica para la dieta cetogénica – la cual es el motivo por el cual es principalmente moderada (no alta) en proteína para proteger el volumen.

Capítulo Nueve

Experimentos con Ayunar Intermitentemente

Aquí hay un resumen rápido de una porción de las ideas críticas de IF y que recordar sobre si necesitas intentarlo.

1. Para comenzar, escoge si es apropiado para ti.

Aunque hay algunas ventajas sin fallas, IF no es para todos. El conocimiento de tu actividad y alimentación y tu estilo de vida deben decidir si intentar IF. En caso de que seas nuevo para el ejercicio y la alimentación, firmemente recomiendo familiarizarse con la lista de fundamentos primero.

2. Comienza gradualmente. Comienza esencialmente. Comienza pequeño. Poco a poco.

Si escoges que te gustaría intentar IF, no hay sobrecarga. Escoge una pequeña cosa a intentar, sin importar si es meramente modificar las horas de comida estándar por 60 minutos. Inténtalo. Percibe como va.

3. Concéntrate en un escenario imaginario donde las aproximaciones compartan todas las intenciones y propósitos, en vez de estancarse con las sutilezas.

De vez en cuando comes. A veces no. Eso prácticamente lo resume todo.

4. Permanece adaptable.

5. Conócete. Mira tus encuentros con cautela.

Se un investigador. Comienza, reúne información, gana entendimiento y haz determinaciones que uses para controlar actividades futuras. Toma la decisión correcta para ti.

6. Dale tiempo.

No hay sobrecarga. Principalmente ya que, en su mayoría, toma medio mes ajustarse a tu nuevo programa.

7. Espera puntos altos y bajos.

Ocurren, es parte de la vida y es parte del procedimiento. Al permanecer receptivo y no congelarse en medio de las "bajas", darás sentido de como tener más "altas".

8. Considera que necesitas de IF. Concéntrate en la naturaleza del procedimiento, no el resultado.

¿Cuándo es un método excelente para?

- Ve más allá en la experiencia mental y física del anhelo genuino;

- Gana dominio con la distinción entre "apetito de la cabeza" y "hambre del cuerpo";

- Aprende a no temerle al hambre;

- Mejora como afecta la insulina y realinea el uso de tu cuerpo del combustible almacenado;

- Considera el proceso y beneficio de comer;

- Vuélvete familiar con tu propio cuerpo;

- Pierde grasa, si tienes cuidado al respecto; y,

- Disfruta una mejoría temporal por la preparación de alimentos y el compromiso de comer.

No es sólido si:

Usas el disfraz de "bienestar" como una aproximación para tener problemas de dieta al igual que controlar tu ingesta de alimentos inflexiblemente (lo que es grandemente algo muy similar);

- lo haces rápido una y otra vez, excesivamente largo;

- Asimismo es probable que te ejercites de más o no descanses lo suficiente (ej. bajo mucha presión psicológica adicional);

- Usas una tonelada de mejoras, legitimas o algo más, para matar tus anhelos para poder soportar tus ayunos;

- Tus alimentos fijos al igual que el exceso en los períodos de no ayunar; y,

- Usas IF como una aproximación para "rectificar" las malas decisiones de alimentación o comer de más.

9. Lo que QUE comes es tan importante como lo que NO.

Consigue las bases de la dieta primero. Come alimentos de gran calidad, en la suma correcta, en las ocasiones correctas. Para muchas personas grandiosas, esto es suficiente para ponerse en increíble forma. No, requiere IF.

Para más información, mira nuestro curso de 5 días de perdida de grasa, en el segmento de herramientas.

10. Considera los avisos de tu cuerpo.

Enfócate en lo que tu cuerpo quiere dejarte saber.

Esto incluye:

- Cambios extraordinarios en el hambre, apetito y saciedad, incluyendo el deseo de alimentos;

- Calidad de descanso;

- Niveles de vitalidad y ejecución atlética;

- Estado de la mente y bienestar mental/entusiasmo;

- Invulnerabilidad;

- Perfil de sangre;

- Bienestar hormonal hormonal; y,

- Como te ves.

11. Ejercítate, pero no lo hagas tan fuerte.

Enfáticamente te recetamos que te unas a un ejercicio con IF para aprovecharlo. No te esfuerces demasiado.

12. Piensa acerca de que más está pasando en tu vida.

Considera:

- Cuanto ejercicio/preparación haces y qué tan en serio;

- Que tan bien descansas y recuperas;

- Que tan bien se ajusta la IF en tu agenda diaria ordinaria y típicos ejercicios sociales; y

- Que diferentes peticiones y estrés te ofrece la vida.

Recuerda: IF es uno de los muchos estilos alimenticios que funciona. Sin embargo, posiblemente "funciona" cuando es discontinuo, adaptable y parte de tu práctica diaria regular, no un compromiso, y no una fuente constante de presión física y mental.

¿Qué Comidas Son Mejores Para Comer en una Dieta de Ayuno Intermitente?

Antes de cambiar cómo comes y ajustar tu rutina alimenticia en cualquier forma importante si no te importa habla con un experto en bienestar para decidir más allá de cualquier duda, es la mejor opción para ti.

Aunque "ayunar" suena alarmante, el ayuno intermitente (IF) está abrumando el mundo de los regímenes alimenticios. Con una medida no tan mala de búsqueda en el efecto de las rutinas de comer en la pérdida de peso del cuerpo, disminución y glucosa, no es una gran sorpresa que todos los que conozcas se estén sumando a la novedad temporal IF. Posiblemente la intriga es la ausencia de reglas alimenticias. Hay limitaciones en cuando puedes comer, sin embargo, no realmente en lo que puedes comer. Así que ¿sería aconsejable que comas yogurt helado y bolsas de papitas mientras ayunas intermitente? Probablemente no. Esa es la razón por la que hemos preparado un resumen de los mejores alimentos para incorporar IF en tu vida.

Cuando refrescar

Te hemos dado lo bueno del ayuno intermitente previamente, sin embargo, aquí hay un pequeño incentivo para los nuevos sustitutos en la clase. Hay numerosos planes de IF, sin embargo, la mayoría se enfoca en ayunar por un número de horas específicas al día o días a la semana. Aquí hay un desglose de los modelos IF más predominantes.

Método 12:12

Rápido por 12 horas al día y comer dentro de una ventana de 12 horas. Cuando comes tu última comida a las 7 p.m. lo que es más, desayunas a la mañana siguiente a las 7 a.m., felicitaciones, eres ahora un genio del IF. (Esto es útil para principiantes.)

Método 20:4

Rápido por 20 horas completas y permítete una ventana de cuatro horas para comer.

Método 16:8

Come tu alimento diario dentro de una ventana de 8 horas y rápido por el resto de las 16 horas.

Método 5:2

Come cualquier cosa que desees por 5 días de la semana. Los otros dos días, los hombres pueden gastar 600 calorías, mientras que las damas pueden consumir 500 calorías.

Así que ¿Qué DEMONIOS Debería Comer?

1. Agua

Aunque no estés comiendo, es esencial recordar hidratarte por muchas razones importantes similares a la fuerza de fundamentalidad de cada órgano real de tu cuerpo. La cantidad de agua que cada individuo debería beber varía. Sin embargo, necesitas que tu orina sea tono amarillo claro consistentemente. La orina de color amarillo opaco demuestra resequedad, lo que puede causar migraña, agotamiento, y confusión. Combina esto con alimentos restringidos, y podrías estar a punto de una catástrofe. Si la posibilidad de agua simple no te da energía, incluye exprimir un limón, un par de hojas de menta, o pepinos picados a tu agua. Será nuestro pequeño secreto.

2. Aguacate

Puede que parezca absurdo comer el producto orgánico con más calorías mientras tratas de ponerte más en forma. Sin embargo, la grasa monosaturada en el aguacate es muy satisfactoria. Una investigación incluso descubrió que incluir la mitad de un aguacate a tu almuerzo puede mantenerte lleno por un poco más de tiempo que si no comes la perla verde.

3. Pescado

Hay una razón por la cual los Lineamientos Dietéticos proponen comer en cualquier caso ocho onzas de pescado por semana. Además del hecho de que es rico en grasas sólidas y proteína, también contiene abundantes medidas de nutrientes D. Además, en caso de que sólo comas medidas restringidas de alimentos por día, ¿no necesitas uno que transmita progresivamente suplementos valiosos por tu dinero? Además, restringir tu ingesta de calorías puede perturbar tu percepción, y el pescado es regularmente considerado un "alimento de la mente."

4. Vegetales crucíferos

Alimentos como brócoli, coles de bruselas, y coliflor son mayormente rebosantes de la palabra f - fibra. Cuando estas comiendo esporádicamente, es fundamental comer alimentos ricos en fibra que te mantendrán saludable y anticipará obstrucciones. Adicionalmente la textura puede hacerte sentir lleno, que es algo que puedes necesitar si no puedes comer de nuevo durante 16 horas. Guau.

5. Papas

Repite después de mí: No todo alimento blanco es terrible. Un ejemplo válido: Estudios han observado que las papas sobresalen entre los alimentos más satisfactorios. Otra investigación encontró que comer vegetales como un aspecto significativo de una rutina alimenticia sólida puede ayudar con la reducción de peso. Disculpas, las papas fritas y papitas no cuentan.

5. Frijoles y legumbres

Tu expansión preferida al estofado de frijoles puede ser tu compañero más cercano en la forma de vida IF. Los nutrientes, carbohidratos explícitos, proveen vitalidad para la acción. Aunque no estamos dándote instrucciones para una carga de carbohidratos, ciertamente no sería dañino arrojar unos carbohidratos bajos en calorías, similares a frijoles y vegetales, en tu plan alimenticio. Además, los alimentos como garbanzos, bayas oscuras, guisantes, y lentejas parecen disminuir el peso corporal, incluso sin confinamiento de calorías.

6. Probióticos

¿Sabes que les gusta más a las pequeñas criaturas en tu intestino? La consistencia y variedad surtida. Eso implica que están inquietos cuando están ansiosos. Además, cuando tu estómago está afligido, puedes encontrarte algunos síntomas agravantes, similar a obstrucción. Para comprobar estas molestias, incluye alimentos ricos en probióticos, como yogurt búlgaro, té fermentado o kraut, a tu rutina alimenticia. Los Farmhouse Culture Gut Shots son ideales para cualquier día de

500 calorías, ya que cada trago de 1.5 onzas rebosa con probióticos vivos (10 mil millones UFC) por solo diez calorías.

7. Bayas

Tu expansión de batidos preferidos esta lista con suplementos esenciales. Las fresas son una fuente invulnerable de refuerzo de nutrientes C, con más de 100 por ciento del estimado diario en un contenedor. Además, que no es, en ningún caso, la mejor parte, un reporte en curso encontró que individuos que consumieron la rutina de comer rico en flavonoides, similar a los de los arándanos y fresas, tuvieron pequeños incrementos en IMC sobre 14 años que los individuos que no comieron bayas.

8. Huevos

Un huevo grande tiene seis gramos de proteína y se prepara en minutos. Obteniendo, sin embargo, tanta proteína como se podría esperar razonablemente, es relevante para mantenerte lleno y desarrollar músculo. Una investigación encontró que hombres que desayunaban huevos en lugar de bagel estaban menos ansiosos y comían menos en el día. Por lo tanto, cuando busques por algo para hacer en medio de tu periodo de ayuna ¿por qué no, comer huevos cocidos por ti?

9. Nueces

Puede que sea más alto en calorías que muchas diferentes golosinas, además la nueces contienen algo que los alimentos más terribles no, alto contenido graso. La investigación recomienda que la grasa poliinsaturada en nueces puede cambiar los marcadores fisiológicos para el apetito y saciedad.

Es más, en caso de que estés estresado por las calorías, ¡no lo estés! Un reporte reciente encontró que una porción de una onza de almendras (alrededor de 23 nueces) tiene 20 por ciento menos calorías que las registradas en el nombre. En su mayoría, el proceso de masticado no separa las células divisorias de la almendra, dejando una parte de la nuez impecable y sin absorber en medio de la absorción.

10. Granos enteros

Estar en un régimen alimenticio y comer carbohidratos, aunque parezcan que son de dos contenedores diferentes, ¡pero no generalmente! Todos los granos son ricos en fibra y proteína, así que comer un poco más te ayuda a mantenerte lleno. Adicionalmente, otro análisis recomienda que comer granos enteros más que refinados puede acelerar tu digestión. Así que siéntete libre de comer tus granos enteros y aventurarte fuera de tu campo usual de familiarización para intentar faro, bulgur, espelta, Ka mut, amaranto, mijo, sorgo, o freekeh.

Uno: Perder peso

En lugar de usar como combustible la comida que acabas de comer, ayunar le permite a tu cuerpo aprovechar las almacenadas, grasa que se acumula en el cuerpo para ser quemada en cualquier punto que el suplemento de alimentos se vuelva raro, este resultado en una moderada, firme pérdida de peso puede ser una inmensa ventaja.

Ya que ayunar es comúnmente consolidado como un cambio de vida más que un arreglo no permanente, esta clase de régimen alimenticio es considerablemente más mantenible que otros varios "acelerar comer menos". De hecho, varias examinaciones apoyan el ejercicio como un dispositivo rentable y confiable para perder peso y mantenerlo. Al principio, verás una marcada pérdida de peso del agua, cada día que ayunes demostrará una disminución de 0.5 libras de la relación músculo grasa.

Dos: Mejoramiento de la capacidad de regeneración de la glucosa

Para personas con diabetes, ayunar puede ser un excelente método para estandarizar la glucosa e incluso mejorar la variabilidad de la glucosa. Cualquiera que busque un enfoque natural para expandir como afecta la insulina debe intentar un ayuno intermitente, ya que los impactos de ayunar pueden tener un efecto significante en cómo tu cuerpo forma glucosa.

En su mayoría, la obstrucción de insulina es la consecuencia de la acumulación de glucosa en tejidos que no están funcionando para almacenar grasa. Mientras el cuerpo consume combustible almacenado como músculo vs grasa, esa acumulación de abundancia decrece y se hace pequeña, permitiendo a las células en tus músculos e hígado volverse progresivamente receptivas a la insulina, increíbles noticias para cualquiera aparentemente menos dependiente de los medicamentos para ayudar estos procedimientos.

Tres: Ayuda al metabolismo

Una parte de la razón de que el ayuno intermitente permita a los profesionales ponerse en forma es que la limitación de comida, seguido de comer sanamente, puede ayudar a vigorizar tu metabolismo. Mientras que el ayuno a largo plazo puede causar una caída en tu metabolismo, los ayunos más cortos promovidos por el ayuno intermitente han demostrado desarrollar el metabolismo hasta en un 14 por ciento, detallado por una investigación.

Este es adicionalmente un mecanismo más viable que el confinamiento de calorías a largo plazo, que puede desencadenar regularmente la devastación en el metabolismo del cuerpo. Perder peso frecuentemente va conectado con la pérdida de músculo, y ya que el tejido muscular es lo que consume calorías, tener menos músculo provocará una caída en la capacidad de tu cuerpo para usar la comida. El ayuno intermitente, sin embargo, mantiene tu metabolismo funcionando con suavidad ayudándote a mantener tu tejido muscular aun así mucho de lo que razonablemente podría ser esperado

Cuatro: Esperanza de vida

Una investigación de la universidad de investigaciones de Chicago descubrió que el ayuno intermitente puede "aplazar el avance de los desórdenes que conducen a la muerte", implicando que expertos comunes puedan apreciar una vida útil más prolongada que individuos que comen tres comidas ligeras al día o siguen un típica dieta de confinamiento de calorías.

Una hipótesis sobre esto es la suave presión que el ayuno intermitente pone en el cuerpo da un riesgo estable, expandiendo las fantásticas células de protección del cuerpo contra potenciales daño atómicos. El ayuno intermitente adicionalmente anima al cuerpo a seguir y arreglar tejidos y tiene beneficios contra la maduración, manteniendo cada órgano y célula trabajando adecuada y productivamente.

Cinco: tener hambre

Es esencial descubrir cómo descifrar la señal que te da tu cuerpo, y el ayuno intermitente es un increíble método para comprender el ciclo de antojos. Antes de que se produzca un anhelo evidente y el cuerpo, si no está respaldado, entra en modo hambre, sentirás dolores de "hambre" que pueden, por lo general, ser atribuidos a deseos mentales. Este apasionado deseo es confundido por apetito siempre, sin embargo, ayunar ofrecerá a profesionales la oportunidad de tener verdaderos "tormentos de hambre" en el estómago, e incluso abstinencia y manifestaciones de privación relacionado con nuestra utilización promedio de alimentos tratados

Adicionalmente desarrollará una evaluación más profunda por la comida si en algún momento comes después de un tiempo de "verdadero apetito", comprenderás cómo se debería sentir comer. Cada bocado sabe más delicioso que el anterior, y encontrarás una vibra de profunda satisfacción y deleite. Vale completamente las ansias que tuviste que pasar para llegar.

Seis: Establece una agenda

A excepción de que estés siguiendo un tipo arbitrario de régimen de alimentación rápida, tener rigurosos periodos de alimentación seguidos de periodos de ayuno puede permitir a tu cuerpo desarrollar una práctica diaria resistente. Tendrás la opción de percibir tus ciclos de ansias, descansarás más profunda y rutinariamente, y empezarás a agendar arreglos en medio de horas útiles. Bien puede que sea difícil establecer esta práctica diaria al principio, particularmente en el caso de que tengas familia o una rutina de trabajo, sin embargo, una vez que hayas establecido un arreglo firme, al poco tiempo comenzarás a ver cada una de las maneras en las que una rutina establecida puede beneficiar tu vida y tu salud.

Siete: Vigoriza el trabajo del cerebro.

Como lo indica el análisis, el cual fue aceptado tanto en personas personas como en criaturas, motiva la mente en varias formas: avanza el desarrollo de neuronas, ayuda en la recuperación después de un derrame u otro daño cerebral, y mejora la ejecución de la memoria. El ayuno intermitente no solamente ayuda a reducir el peligro de un profesional de crear enfermedades neurodegenerativas como el Parkinson o Alzheimer, hay pruebas para demostrar que podría en realidad incluso mejorar tanto la capacidad mental como la satisfacción personal para personas que viven con estas condiciones desde ahora.

Ocho: Apoya el armazón seguro.

Ayunar puede "recuperar todo el armazón seguro" apoyando las creaciones del cuerpo de nuevas plaquetas blancas, que es como tu cuerpo rechaza enfermedades. Ayunar en ciclos, similar a los especialistas de ayuno intermitente lo harán con la premisa diaria o semanal, empodera tu cuerpo para depurar las piezas dañadas, viejas o de desecho del armazón invulnerable y reemplazarlas con células del armazón de seguridad recientemente producidas.

Estudios demostraron que 72 horas de ayuno eran suficiente incluso para ayudar a proteger a pacientes enfermos del daño e impacto venenoso de los tratamientos de quimioterapia, que, mayormente, hacen un gran daño al robusto armazón del paciente. Más preliminares clínicos son requeridos. Sin embargo, muchos analistas están seguros que el ayuno intermitente podría ser inimaginablemente útil para personas inmunocomprometidas y mayores.

Nueve: Reavivar la piel

Los afectados por rupturas en la piel se dan cuenta que un enfoque destacado entre los ideales para controlar la condición de irritación en la piel es a través del régimen alimentario, comer solo comidas naturales y restringir elementos lácteos. No es nada inesperado, en ese punto, ese ordinario ayuno intermitente puede ofrecer ventajas únicas que pueden ser vistas en todo el resplandeciente rostro brillante del especialista. Una parte considerable de estas condiciones son causadas por sensibilidades alimentarias, que pueden provocar condiciones de calor y que se irrite la piel. Después de ayunar, introduce los alimentos uno a la vez y observa cualquier evolución en tu piel, para identificar exactamente cuáles alimentos deberían mantenerse alejados.

El ayuno intermitente adicionalmente afecta positivamente tu cabello y uñas, ayudándolos a volverse firmes y estables. No te sentirás genial exclusivamente en el camino de incorporar el ayuno intermitente en tu forma de vida, también te verás extraordinario.

Diez: mejora la prosperidad profunda.

El ayuno es practicado por muchas religiones por todo el mundo, no es nada inesperado, en este punto, que una forma de vida que incorpora el ayuno intermitente podría provocar un profundo sentimiento del otro mundo.

Los profesionales habituales han anunciado una inclinación determinada en medio de sus ayunos, y estudios han demostrado que ayunar puede ayudar a la mentalidad correcta reduciendo las dimensiones de ansiedad y estrés. Ayunar es sugerido como un tratamiento natural para una variedad de temas apasionados y sexuales.

Independientemente de que ayunes por razones religiosas, el ayuno intermitente te permitirá sentir progresivamente asociado con la naturaleza y tu entorno general, y te beneficiarias teniendo una personalidad distinta y un punto de vista inspirador.

Inicia tu Ayuno Después de Cenar

Ya sea que estés ayunando diario semanalmente, uno de los consejos más destacados que puedo darte es comenzar tu ayuno después de la cena.

Hacer esto implica que pasaras una parte significante de tu periodo de ayuna durmiendo.

Especialmente cuando utilizamos un arreglo de ayuno diario como 16:8 cuando empiezas a ayunar después de cenar y en ese punto;

Pasa de 1 – 3 horas sentado en frente del televisor u otra actividad nocturna.

Pasa de 6 – 9 horas durmiendo.

Simplemente has ayunado en algún lugar en un rango de 7 a 12 horas, haciendo que 16 horas sean sustancialmente más sensibles.

Esto implica;

- Incremento de la adherencia dietética
- Una forma más simple de vida
- Hambre razonable en aumento

Come Comidas Más Saciantes

El alimento que comas puede impactar tu habilidad tanto para apegarte a tu rutina de comer y apegarte a tu ayuno, y este es el lugar donde IF puede permitirte salir sin lugar a duda.

Imagina tu dieta típica de pérdida de grasa;

- Huevos o crema de avenas en la primera parte del día

- Seguido por un almuerzo plano de pechuga de pollo sin condimentar, batata, y verduras

- Proteína y agua/ batido después de tu ejercicio.

- En este punto, completas el día con una subparte similar de la comida a la noche.

- En caso de que seas afortunado, puedes recoger suficientes calorías para tener un par de puñados de nueces dos o varias veces al día.

- Te sientes insatisfecho y lejos del alimento con el pensamiento de que deberás hacerlo una vez más, y sucesivamente hasta que alcances tu peso objetivo… si no paras antes, a ese punto, claro.

También, el hambre y las ansias que se unen a este régimen alimenticio.

En la actualidad imagina tu dieta de pérdida de grasa cuando uses el ayuno irregular;

- Saltas el desayuno en lugar de elegir tomar agua o café espresso (o cualquier otra bebida 0 calorías que necesites)

- El medio día avanza ya sea que comas una pechuga de pollo; sin embargo, esta vez tiene un celestial aderezo BBQ y está acompañada de papas pegajosas y al lado verduras con aderezo.

Agua y proteína/batido después de tu ejercicio

Es hora de cenar, y estas fuera por el cumpleaños de un compañero y hay pizza en el menú.

En tu pasado régimen alimenticio, esto te haría explotar o peor aún, no aparecer porque no te gustaría romper tu rutina alimenticia, sin embargo, con las calorías ahorradas por no haber desayunado puedes comer tu parte y darte cuenta que aun estas dentro de tus calorías para la tarde.

En los días que no salgas en la noche, tienes suficientes calorías para incorporar 1-2 bocados (omelet o algo similar)

This is the distinction among IF and other dietary conventions, the opportunity to incorporate the nourishments you like and by and large eat an additionally fulfilling and like this satisfying eating routine.

Esta es la cantidad distintiva IF y otras convenciones dietéticas, la oportunidad de incorporar los alimentos que te gusten y por mucho comer un adicional que satisfaga y así satisfacer la rutina de alimentación.

Los grandes alimentos satisfactorios incluyen;

- Papas
- Yogurt
- Huevos
- Bananas
- Cereal
- Sopas

O de nuevo alimentos diferentes de los que puedes comer una gran cantidad sin gastar una cantidad considerable de calorías;

- Productos orgánicos
- Vegetales
- Vegetales

Esta no es una razón para volverse loco (punto #2) sin embargo, en su lugar es una oportunidad para hacer una dieta de pérdida de grasa que aprecies y puedas mantener a largo plazo.

Mantente ocupado

La fatiga es el contrincante.

Es el verdugo silencioso que se arrastra en hacer desaparecer tu progreso gradual, agotándote gradualmente y jalándote en reversa.

Considéralo por un minuto ...

Que tan frecuentemente te ha llevado el agotamiento a comer más de lo que deberías, necesitas o incluso reconocer que lo estas;

- Estás terminando algo habitual en el trabajo, y los bocadillos dejados en la cocina están llamando

- Estás en casa viendo Netflix, está todo bien aún nada tentador, y terminas yendo imprudentemente tras los bocadillos.

- Estás firmemente colgado para tu viaje en el terminal aéreo y acabas examinando las tiendas o sentado en los cafés... comiendo

- Sin embargo ¿qué acerca de estar exhausto te hace comer?

Puedes agradecer a la dopamina, un sintético en la mente, por esto.

La dopamina es la razón de que te sientas grandioso cuando alcanzas un objetivo y está a cargo de la conducta inspirada en la remuneración.

Sorprendentemente, se ha descubierto que comer puede revigorizar la llegada de dopamina y por consiguiente los dulces sentimientos que da.

Más que este regalo es alimento "basura", especialmente aquellos altos en azúcar, grasa, y sodio que son grandiosos para hacerte sentir extraordinario.

Esta conducta puede ser encontrada en la investigación actual (1) la cual demuestra que sujetos que estaban agotados comieron un número de calorías más significantes que los individuos que no lo estaban, con investigación adicional (2, 3) apareciendo;

"La fatiga particularmente expande el uso de alimentos tanto [en] [sujetos] robustos como normales".

Sinceramente no es sorprendente que comas más cuando estés exhausto, estas diseñado para seguir esa alta dopamina.

Gruñe Tu apetito

Ningún si, y o peros, el hambre aparecerá de vez en cuando, cuando ayunes.

En el punto que esto ocurra, trata de atenuar tu antojo, y la estrategia correcta para hacer esto es con bebidas 0 calorías que ayudan dando saciedad y mantienen el hambre bajo control hasta que sea una excelente oportunidad para romper tu ayuno.

Por cualquier periodo que la bebida sea 0 calorías, estás listo, incorpora precedentes;

- Agua
- Agua cristalina
- Espresso oscuro
- Té oscuro
- Té verde
- Bebidas dieteticas

Rompe Tu Ayuno Con Una Comida de Tamaño Normal

Abordamos esto previamente cuando discutimos como no es una razón para comer cualquier cosa que desees.

Asimismo, con otras rutinas alimenticias allá fuera, IF funciona para la pérdida de grasa o formación de músculo si mantienes la deficiencia de caloría adecuada o en exceso.

Esto implica cuando llegue el momento de romper el ayuno, preferirás no lanzar una alerta al viento, especialmente cuando tu objetivo es la pérdida de grasa.

Ciertamente, saltar el desayuno abre calorías para darte más oportunidad para tus diferentes cenas; sin embargo, si te vuelves excesivamente demente, en ese punto, arreglarás la deficiencia de calorías que te esforzaste a hacer.

Actualmente, la medida de tu comida cuando rompas el ayuno se basará en si te has ejercitado bastante recientemente o si te ejercitarás más tarde en el día.

En vista de esto aquí hay unas cuantas reglas para mantenerte en el camino correcto;

Te acabas de ejercitar

Para esta situación, necesitas que esta comida sea 50 – 60% de tus calorías e incorporar una mezcla de todos los macronutrientes.

Te Ejercitarás Más Tarde

En este caso, necesitas esta comida sea 30% - la mitad de tus calorías de nuevo prepara una mezcla de macronutrientes.

-

Estas reglas ayudaran a garantizar que rompas tu ayuno sin exagerar dándote un pensamiento no placentero de la cantidad que comer dependiendo de tus condiciones.

Al hacer bien esta parte de tu ayuno, obtendrás todas las ventajas al tener la opción de mantener la ingesta correcta de calorías y dejando suficientes calorías para comer cenas satisfactorias más tarde en el día.

#6

Apégate a Una Rutina

Rutina es descrita por el Diccionario Cambridge como;

- "un método estándar o fijo para hacer las cosas."
- En relación a IF esto puede ser cumplido por;
- Empezar y romper tu ayuno en ocasiones habituales cada día
- Utilizar una dieta semana tras semana donde comes las cosas equivalentes (o comparable) cada día
- Preparar el sustento por adelantado

Tener una normalidad hace más simple apegarte a tu plan IF ya que cuando descubres que funciona para ti y te pegas a eso consistentemente, abandonas la incertidumbre y segundo especulando desde la condición.

Deberias terminar.

No especifica que establecer un patrón evacua la decisión fatigada.

Decisión fatiga es el término dado a la deterioración de tu habilidad de tomar decisiones luego de un tiempo prolongado de decidir.

Esto quiere decir que en caso de que estés persistentemente acordando una decisión como;

- Que comerás
- Cuando lo comerás
- Cuando tendrás una programación sabia para cocinarlo
- Si se acomoda a tus calorías y macros

A la larga llegarás al meollo del asunto donde tomaras la decisión incorrecta o simple ya que tu "músculo de tomar decisiones" está exhausto.

Al disminuir el número de decisiones que tienes que tomar cada día estas evacuando potencialmente los límites para tu prosperidad.

En caso de que estés intentando ver las mejoras que necesitas y frecuentemente terminar desviándote de tu régimen alimenticio y horas de ayuno, sacarás provecho actualizando un itinerario diario.

Date Tiempo de Ajustarte

Es normal necesitar resultados inmediatos...

Para evitar la torpe etapa de desplomarse e ir directamente a erudito preparado, o posiblemente la parte "puedo reconocer lo que estoy haciendo".

En cualquier caso, eludir esta fase subyacente de aprendizaje es configurarse para el fracaso.

Tienes que darle tiempo a tu cuerpo para cambiar luego del ayuno, especialmente si es tu primera vez.

Es normal tener retortijones de hambre cuando apenas empiezas y es probable que te resbales un montón de veces también, y esto igualmente está BIEN y es normal.

No quiere decir que tengas que rendirte o que no funciona para ti. En cambio, es una oportunidad para aprender, para examinar porque o como te resbalaste y encontrar una forma de prevenir que pase una vez más.

Experimentando este método, estarás mejor preparado para problemas futuros que pueden aparecer luego.

Confía en el método y termina aunque se vuelva intenso, recuerda que nadie es perfecto a la primera, décima o incluso centésima vez aun así mantente en él y no cambie únicamente, sin embargo te atreverás a estructurar el punto de vista que tienes para tener éxito.

Los Errores Más Comunes que las Personas Cometen Mientras Ayunan Intermitentemente

Antes de cambiar cómo comes y modificar tu rutina alimenticia en cualquier forma crucial, por favor habla con un experto en bienestar para resolver cualquier duda, es la mejor opción para ti.

Así que tu compañero perdió 15 libras, y tu padre no puede dejar los elogios acerca de la glucosa llevando los beneficios del ayuno intermitente. Has evaluado el manual de procedimientos (aquí) y recortado un programa diario, aún así por razones desconocidas, no has visto ninguna ventaja. Hemos ordenado los errores más importantes que probablemente estés cometiendo en tu régimen de ayuno intermitente.

1. Estás saltando dentro del ayuno intermitente extremadamente rápido.

La motivación principal en la que la mayoría de los planes para controlar el peso fallan es porque están extraordinariamente fuera de nuestro ordinario método estándar para comer que frecuentemente se sienten desafiantes mantenerlos. Solo una idea, sin embargo, en caso de que seas nuevo en IF y estés familiarizado con comer en intervalos regulares sobre la hora, posiblemente no te dediques completamente a algo que pueda ser perjudicial a fondo 24 horas rápido de la desgracia. En caso de que seas valiente acerca de la idea de ayunar, comienza con una estrategia principiante 12/12 dónde ayunas por 12 horas cada día y comes dentro de la ventana de 12 horas. Eso es presuntamente realmente cerca de lo que estás acostumbrado a hacer en cualquier rango, y quien sabe, puede ser el principal (si incluso es) enfoque factible a seguir.

2. Estas eligiendo el arreglo equivocado para tu estilo de vida.

Una vez más, no te predispongas a la desdicha acordando aceptar algo que sabes va a limitar tu habilidad para brillar. En caso de que seas un búho nocturno, no planees empezar tu rápido a las 6 p.m. En caso de que seas un visitante diario de centro de ejercicios que publica en Instagram su WOD cada mañana y no estás dispuesto a renunciar a tu vuelta diario, no elijas un arreglo que confina seriamente calorías un par de días o siete días. Debes hacerlo tuyo si necesitas cualquier inclinación para adherirte.

3. Estás comiendo demasiado en medio de la ventana de alimentación.

Esta es la trampa más comúnmente reconocida, espero ver individuos caer con IF. Cuando has elegido un régimen particularmente restrictivo que te deja con hambre y molesto IF por bastante tiempo del día, al minuto que el reloj dice "es una gran oportunidad para comer," probablemente vas a ir un poco por el borde. La investigación plantea que los regímenes alimenticios restrictivos normalmente no funcionan ya que nos volvemos tan internamente (y físicamente) hambrientos que cuando nos permitimos comer, nos ponemos como locos y comemos de más en un ataque de privación. Cualquier régimen alimenticio que hayas concentrado con tu próxima cena es una fórmula para atiborrarse así que asegúrate de no permitirte sentirte innecesariamente hambriento por periodos significativos.

4. No estás comiendo suficiente en medio de la ventana de alimentación.

Así es, no comer suficiente es adicionalmente una razón verdadera para aumentar de peso, y te revelaré por qué. A pesar de configurarse para un rebote como hemos examinados con la última falla IF normal, no comer lo suficiente destruye tu volumen, haciendo tu digestión más moderada. Sin ese volumen metabólico, podrías atacar tu capacidad de mantenerte (no importa) grasa más tarde. La prueba con IF es que ya que estas comiendo según algunos principios fugaces de auto-asertividad, en lugar de sintonizar con las indicaciones innatas de tu cuerpo, es difícil conocer tus necesidades actuales. En caso de que seas inflexible acerca de hacer el régimen alimenticio, asegúrate de dirigirte a contratar un dietista para ser capaz de inspeccionar y conocer tus necesidades de suplementos de forma segura.

5. Estas pasando por alto el para cuando.

Es un periodo enfocado en el régimen de alimentación, y la mayoría de los "planes" no dan ningunos principios rápidos acerca de los tipos de alimentos para comer entre tu "ventana de alimentación." Pero esa no es una razón para subsistir en un régimen alimenticio de papas fritas, milkshakes, y cerveza. Ayunar no es una mejora. Sin embargo, algunas pequeñas referencias metabólicas, su efecto fundamental en la pérdida de peso (cuando incluso tiene una) en gran medida dependen de la forma en que estés restringiendo tu número de horas de comer y en este contexto, reduciendo las puertas abiertas para la utilización de calorías.

Tristemente, ese impacto puede ser arreglado rápidamente si eliges mal el tipo de alimento. Mueve tu punto de vista desde tratarte en medio de tus horas de restricciones "devorando" para obtener el alimento más abundante, alimentos de apoyo en medio de estas ocasiones. Indicamos garantizar que cada cena o bocado tengan una mezcla satisfactoria de fibra, proteína, y grasas altas para ayudarte a atravesar tu etapa de ayuno.

6. No estás bebiendo lo suficiente.

Tu régimen de ayuno intermitente puede hacerlos evitar alimentos. Sin embargo, el agua debería estar cerca confiablemente, particularmente ya que estas pasando por alto la hidratación que frecuentemente obtienes de los alimentos de la tierra. Deshidratarse puede producir calambres, dolor cerebral, y empeorar los antojos de comida, así que de manera confiable asegúrate que estas probando H2O entre (y en medio de) las comidas.

¿Seguiste cada una de pautas y aún batallas? No eres tú; es probablemente la rutina de alimentación. La investigación propone que ayunar intermitentemente tiene un porcentaje de tasa de abandono de 31 por ciento mientras se pregunta sobre los planes de control de peso, cuando todo lo dicho está hecho, recomiendan que como el 95 por ciento de los regímenes alimenticios fracasan. Intenta concentrarte más en lo que tu cuerpo te avisa, en lugar de lo que dice el reloj, y eres significativamente más proclive a tener los nutrientes que tu cuerpo necesita.

7 Errores de Ayuno Intermitente Que Pueden Hacerte Subir de Peso

Noticias más recientes examinan la prueba abrumadoramente evidente: Para muchas personas, El ayuno intermitente funciona. Cuando eres rápido, Tu cuerpo mueve su fuente de energía de glucosa (ya sea de acercarse a sustancias o como una pequeña medida de sacar glucógeno) a cetonas o grasa. Por así decirlo, tu cuerpo usa músculo contra grasa para combustible, haciéndolo perfecto para el consumo de grasa sin revisar las calorías.

Igual de significante, el ayuno intermitente puede crear reducción de peso y pérdida de grasa mientras que mejora el efecto de la insulina en sujetos con sobrepeso. Ayunar puede también mejorar enfermedades metabólicas, por ejemplo, diabetes tipo 2 mientras protege el volumen y capacidad. Incluso parece avanzar tu régimen seguro, mejorar el trabajo subjetivo y el bienestar intestinal, y te ayuda a dormir mejor.

Imagina un escenario en donde ayunar no funciona para ti.

Posiblemente uno de tus VIP preferidos tuvo grandes resultados en reducción de peso con ayuno intermitente, o lees una sección alabando las ventajas de ayunar, así que decides intentarlo tu mismo. Estás manteniendo el acuerdo y no obtienes ninguna de estas ventajas. Obedientemente cierras la cocina después de cenar y te saltas el desayuno de la mañana siguiente, pero la báscula no se mueve, y generalmente estas hambriento y molesto en el trabajo.

Así que si no estás obteniendo los resultados que necesitas ¿cuál es el punto?

Esto puede sentirse desconcertante, sin embargo, la mayoría de las veces, algo sorprendentemente básico podría estar manteniéndote bloqueado. Piensa acerca de si cualquiera de estas siete trabas pueden entrar en tu método para la meta de ayuno:

1. No necesitas lácteos.

Registrar lo que comes (y no comes) y seguir las horas que comes puede dar ganancias mientras descubres cómo mantenerte en el plan de ayuno intermitente. Una investigación de alrededor de 1,700 individuos encontró que registrar todo lo que comes podría duplicar la pérdida de peso.

Siguiendo tu ingesta de alimentos a lo largo de distintas estimaciones, tu movimiento físico o niveles de estado mental, por ejemplo, puede también facilitar descubrir posibles problemas para tu prosperidad.

2. Estás dejando de lado las calorías en medio de tus horas de ayuno.

Ayunar implica gastar cero o casi cero calorías en medio de tus horas de no comer. Puede que tengas algunos agentes culpables no evidentes deslizándose y rompiendo tu rapidez. Para individuos específicos, incluso un poco de azúcar o crema en su café espresso puede empujarlos fuera de su velocidad y enlentecer sus resultados. Vuélvete consciente de donde estas calorías podrían deslizarse.

3. Estás comiendo de más.

Ayunar usualmente causa que moderes tu ingreso de sustancias sin contar calorías. Una investigación vio cómo los individuos comen después de 36 horas rápidas. Especialistas descubrieron que mientras comían un número más significativo de calorías en su próxima cena que los no ayunadores, devoran alrededor de 2,000 menos calorías durante el periodo de dos días. Para individuos específicos, romper un rápido puede sentirse como un desafío para gastar grandes cantidades de alimentos grasos. Tu cuerpo necesita almacenar estas calorías adicionales en algún lugar, y se estructuran típicamente como grasa, ralentizando tus resultados de ayuno.

4. Dependes demasiado del café espresso.

Tras completar un rápido término medio, una medida esencial del natural plato insípido puede ser el principio ideal para tu mañana. En sus potenciales ventajas, la cafeína puede reducir la ansiedad y al mismo tiempo, potenciar los niveles de vitalidad. Utilizando el café espresso como potenciador para el sueño escaso o controlar tu estado mental puede significar que estás bebiendo en exceso, lo que puede aumentar el incremento de peso después de un tiempo en individuos específicos. Una investigación ha demostrado que demasiada cafeína puede aumentar los niveles de glucosa en la sangre y prolongar esos aumentos, haciéndote menos sensible a la insulina y obligándote a almacenar grasa.

5. Estás comiendo los alimentos equivocados.

Ayunar por 18 o incluso 24 horas no te da permiso para zambullirte profundamente en un plato de pizza o hacia unas cuantas copas de vino entre tus horas de comer. Estos alimentos y bebidas punzarán y aplastaran tus niveles de insulina, te enviaran en un excitante viaje de glucosa que te dejaran ansioso y malhumorado entre tus horas de ayuno, posiblemente a pesar de ralentizar tus resultados. Cuando comes importa, pero también lo que comes. En medio de las horas en las que estás comiendo, asegúrate de que consigues mucha fibra, proteína, y grasas altas de fuentes como vegetales, productos naturales, carnes de calidad, y pescado, nueces y semillas, y aceite de oliva.

6. Estas moviendo excesivamente rápido, muy rápido.

Sumergiéndose en 24 horas rápido inmediatamente puede voltearse y terminar en un fiasco. En cambio, empieza gradualmente con una pequeña ventana de ayuno. Juega con esa ventana y progresivamente auméntala (numerosos individuos terminan estableciendo un conveniente sin embargo factible plan de ayuno intermitente 16:8). Trata de no rebotar el tablero bajo antes de estar a gusto en la orilla.

7. No estás manteniendo tendencias de estilo de vida estelares.

Lo que comes y no comes al final se convierte en parte importante de tu amortiguador de seguro social. Similar, como significativo: consiguiendo, en cualquier evento, ocho horas de sueño estelar nocturno, manejando los niveles de estrés, manteniendo una vida social y mística saludable, y gastando los alimentos correctos para ayudar tu esfuerzo de ayuno y desarrollar un bienestar impresionante. Cuando mantienes otras grandes inclinaciones, descubrirás que el ayuno termina siendo más simple y genera todas las ventajas más duraderas.

Ningún plan funciona para todos, incluyendo ayunar. En caso de que estés interesado, da un intento razonable: Comprométete en cualquier evento 30 días de ayuno antes de que al final elijas si funciona para ti. (En el caso de que veas cualquier impacto no favorable mientras ayunas, por favor come algo, al igual que chatea con expertos en servicios humanos.)

Un Breve Resumen de la Dieta Cetogénica

La dieta Cetogénica, coloquialmente llamada la dieta keto, es una dieta importante, contiene altas cantidades de grasa, proteínas adecuadas, y es baja en azúcar. Es adicionalmente aludida a una dieta Baja en Carbohidratos y Alta en Grasa (BCAG) y una dieta baja en almidón.

Fue establecida para el tratamiento de epilepsia que no reaccionó a las recetas de la enfermedad.

La dieta fue inicialmente distribuida en 1921 por el Dr. Russell Wilder en la Clínica Mayo. El Dr. More fuera de control descubrió que poner a pacientes epilépticos en una disminución rápida la recurrencia de los síntomas. En la temporada de su distribución, no había muchas opciones diferentes accesibles para el tratamiento de la epilepsia.

La dieta cetogénica fue usada generalmente en los siguientes años en tratamientos de epilepsia en jóvenes y adultos. En unas cuantas examinaciones de la epilepsia, cerca de la mitad de los pacientes, reveló tener en cualquier caso la mitad de lasdisminución de las convulsiones.

El descanso de anticonvulsivos tranquiliza durante la década de 1940 y poco tiempo después consignó a la dieta cetogénica a una receta "electiva". La mayoría de los proveedores de servicios terapéuticos, así como los pacientes, descubrieron que era mucho más simple utilizar las píldoras en contraste con sostener el ayuno firme de la estricta dieta cetogénica mantener. Fue consecuentemente ignorada en el tratamiento de la epilepsia por los profesionales en general.

En 1993, un entusiasmo recargado por la dieta cetogénica fue iniciado por el productor de Hollywood Jim Abrahams. Abraham tenía a su hijo de dos años, Charlie, trasladado al Hospital Johns Hopkins Hospital para el tratamiento de epilepsia. Charlie experimentó un rápido control de las convulsiones en días utilizando la dieta cetogénica.

Jim Abrahams creó la Fundación Charlie en 1994 la cual reanimó los esfuerzos de investigación. Su creación del largometraje de televisión llamada "Primero No Hacer Daño" con la actuación de Meryl Streep adicionalmente sirvió para avanzar la dieta cetogénica extraordinariamente.

Las cenas estaban destinadas a proveer al cuerpo con la medida perfecta de proteínas que requiere para el desarrollo y fijación. El cálculo de la regla de devorar calorías se hizo para proveer cantidades adecuadas que probablemente refuercen y mantengan el mejor peso posible esencial para la altura y peso de los niños pequeños.

Conceptos Fundamentales de la Dieta Cetogénica

La típica dieta cetogénica tiene una proporción de "grasa" a una "combinación de proteínas y azúcares" de 4:1.

El desglose general de las calorías diarias de la dieta cetogénica es como se indica a continuación:

- 60-80% de calorias de la grasa

- 20-25% de proteinas
- 5-10% de almidones

La proporción de alimento en una dieta cetogénica está definida para activar el cuerpo y para iniciar y mantener una condición de cetosis.

En cualquier caso, la escena cetogénica se ha extendido significativamente tanto en aplicación como en su ejecución. Mientras que la dieta cetogénica tradicional es ampliamente utilizada hoy en día, ha enmarcado ahora la razón para la mejora de unas cuantas opciones de convenciones cetogénicas.

Las dietas cetogénicas habilitan fundamentalme el acceso de alrededor de 20 a 50 gramos de almidones por día. El uso de las proteínas es moderado y en su mayoría depende de componentes, por ejemplo, la orientación sexual, estatura, y dimensiones de acción de la persona. La caloría general de la dieta es ajustada principalmente, dependiendo de la medida de la grasa devorada.

La relación Grasa y Proteína en una Dieta Cetogénica

El uso de grasa expandida estable es el punto focal de la dieta cetogénica. Asimismo, el objetivo es mantener la condición de cetosis sistemáticamente, posteriormente habilitando su cuerpo para utilizar más relación músculo-grasa como combustible.

El cuerpo inesperadamente digiere grasa y proteína. La grasa es la mejor fuente de vitalidad del cuerpo, y en una condición de cetosis, el cuerpo puede utilizar músculo contra grasa y grasa en la dieta de manera similar.

Como regla, la grasa tiene un impacto limitado en los niveles de glucosa y creación de insulina en tu cuerpo. En cualquier caso, las proteínas influencian estas dos dimensiones cuando sea devorada en grandes cantidades más allá de lo que tu cuerpo requiere.

Cerca del 56% de la abundancia de proteína ingerida se convierte en azúcar. Esto tiene el impacto de irritar la condición de cetosis de extremo consumo porque el cuerpo responde a la glucosa hecha desde la descomposición de la proteína.

Supeditado a la especie y fuente inagotable de ingesta de grasas, una dieta alta en grasa puede ser mucho más ventajosa. Reduciendo la ingesta de almidón y expandiendo tu uso de grasas progresivamente inmersas, para la mayor parte, la cadena media de grasas insaturadas mejorará enormemente tu perfil de relación músculo grasa.

La dieta cetogénica expande las lipoproteínas de alta densidad (altos) niveles de colesterol mientras bajan los niveles de triglicéridos. Estos dos elementos son los marcadores primarios de las enfermedades coronarias.

Una proporción debajo de 2.0 en tu porcentaje de triglicérido para lipoproteínas de alta densidad implica que estas progresando bien. No obstante, entre más cerca este esta proporción a 1.0 o menos, más beneficiará tu corazón.

Este tipo de perfil de grasa está relacionado a expandir la seguridad contra ataques al corazón y otras enfermedades cardiovasculares.

El uso de proteínas magras sin una adecuada cantidad de grasa en la dieta puede causar "hambre de conejo." Hambre de conejo es donde hay una inadecuada medida de grasa. Esta condición se encuentra en comidas que, mayormente, forman parte de proteínas magras.

Unos de los síntomas significativos de hambre de conejo son las carreras. Las carreras pueden terminar siendo genuinas y pueden llevar al fracaso. Esto pasa frecuentemente con los primeros tres días de una dieta de varias semanas de dietas de proteínas magras no adulteradas. Si la cantidad adecuada de grasas no es consumida en los siguientes días, la soltura de los intestinos puede disminuir y puede provocar deshidratación y paso viable.

CONCLUSIÓN

Como podemos ver progresivamente más como el cuerpo reacciona a brebajes sintéticos individuales basados en plantas y hierbas, las mejoras naturales de pérdida de peso se están volviendo muy conocidas con los contadores de calorías quienes desean mantenerse fiables mientras bajan libras y onzas. Nos damos cuenta de que el enfoque ideal para perder peso es mantener una rutina de alimentación sana y hacer ejercicio regularmente, sin embargo, algunas veces esto no es suficiente. Los suplementos naturales para perder peso realmente dejan huella cuando necesitas algo que te estimule. Perder dos o tres libras rápidamente cerca del principio puede ser un inicio positivo a otra rutina de alimentación y normalmente las mejoras de pérdida de peso natural le facilitarán alcanzar una bajada de peso superior al promedio desde el principio. Asimismo, uno de los factores más significantes acerca de las grandes mejoras naturales de pérdida de peso es que usualmente incluyen, los especialistas en pérdida de peso, pero mejoras saludables también. Así que cuando estuviste en un riguroso régimen alimenticio para alcanzar tu peso objetivo, las mejoras naturales de pérdida de peso pueden ayudar garantizando que tu cuerpo aun obtenga los nutrientes vitales y minerales mientras comes menos carbohidratos.

Hay numerosos tipos de suplementos naturales de peso disponibles. Lo importante para recordar es que lo que funciona para ti puede no funcionar para otra persona. Similar a todas las cosas, investigar es fundamental. Descubre un sitio en el que puedas confiar y que te de datos y consejos acerca de la pérdida de peso. En su mayor parte encontrarás que estos sitios promocionan varias mejoras y dispositivos de vez en cuando (habitualmente las mejores), puede incluso que te ofrezca un preliminar gratuito. Esto es algo para estar agradecido por tener una mente única ya que, en su mayor parte, implica que el fabricante tiene confianza en el producto y está configurado para darte una oportunidad de probarlo antes de adquirirlo ¡ya que funciona!

Cuando descubres un producto que sientes es apropiado para tu cuerpo y bolsillo, verifica con cautela lo que dice en el sello. Por ejemplo, ¿estás buscando por un suplemento natural de pérdida de peso que acelerará tu digestión y avanza más rápido en la pérdida de peso, o te inclinas hacia uno que contenga nutrientes vitales y minerales también? Adicionalmente recuerda que ya que algo sea natural no quiere decir que sea seguro. Las mejoras naturales de pérdida de peso pueden contener agentes dominantes de hierbas que pueden interferir con el medicamento con el que estás ahora o con una condición que experimente los efectos adversos, así que ten cuidado al elegir. Un buen caso de océano natural. Este es utilizado, con brillante impacto, en algunas mejoras naturales de pérdida de peso para ayudar la digestión y estimular el órgano tiroideo. Si experimenta los efectos adversos de problemas de tiroides, puede que desees consultar con tu experto en seguro social primero.